beck^Ische reihe

W0173298

b^{sr}

«Sage mir was du isst, und ich sage dir, wer du bist», meinte Jean Anthèlme Brillat-Savarin, einer der bedeutendsten französischen Gastrosophen und Verfasser einer «Physiologie des Geschmacks». Wie sieht eine ausgewogene und vielseitige, mit anderen Worten eine gesunde Ernährung aus? Professor Claus Leitzmann, der sich seit über 30 Jahren mit der Ernährung des Menschen und Ernährungsökologie befasst, geht diesem lebenswichtigen Thema in 101 Fragen und Antworten nach. Dabei wird nicht nur deutlich, wie viele falsche Vorstellungen wir uns noch immer darüber machen, was unserer Gesundheit zuträglich ist und was nicht, sondern wie leicht es eigentlich ist, ein gleichermaßen gesundes wie genussreiches Leben zu führen.

Prof. Dr. **Claus Leitzmann** ist Biochemiker und Ernährungswissenschaftler und leitete zuletzt das Institut für Ernährungswissenschaft der Universität Gießen. Seine Arbeits- und Forschungsschwerpunkte sind u. a. die Ernährung in Entwicklungsländern, die Vollwert-Ernährung, der Vegetarismus und die Ernährungsökologie. Er erhielt den Zabelpreis für Krebsprävention und den Preis der Broermann Stiftung für präventive Ernährung. Bei C. H. Beck ist von ihm erschienen: *Vegetarismus. Grundlagen, Vorteile, Risiken* ([3]2009).

Claus Leitzmann

Die 101 wichtigsten Fragen

Gesunde Ernährung

Verlag C. H. Beck

Originalausgabe

© Verlag C. H. Beck oHG, München 2010
Satz, Druck u. Bindung: Druckerei C. H. Beck, Nördlingen
Umschlagentwurf: malsyteufel, willich
Printed in Germany
ISBN 978 3 406 59979 8

www.beck.de

Inhalt

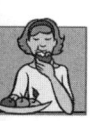

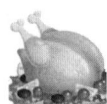

Lebensmittel vom Tier haben ihren Wert – und ihren Preis

Lebensmittelinhaltsstoffe und ihre Wirkungen

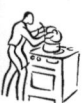

Lebensmittelverarbeitung führt zu Vor- und Nachteilen

Alternativ essen liegt im Trend

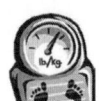

Übergewicht – ein gewichtiges Thema

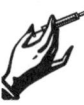

Gesundheit ist das beste Mittel gegen Krankheit

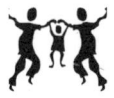

Ernährung in bestimmten Lebensphasen

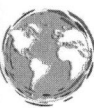

Global denken, lokal handeln

Mythen – mehr Dichtung als Wahrheit

Vorwort

Eine bedarfsgerechte Ernährung ist eine der wichtigsten Voraussetzungen für unsere Gesundheit. Deshalb ist es erfreulich, dass sich immer mehr Menschen Gedanken über ihre Ernährung machen und Fragen zu diesem Thema stellen. Denn die Unsicherheit darüber, wie eine gesunderhaltende Ernährung bzw. Kost zusammengestellt und zubereitet werden sollte, ist weit verbreitet. Diese Unsicherheit wird durch eine Vielzahl von Einflüssen gefördert, wie lieb gewonnene Traditionen, regelmäßig bekannt werdende Lebensmittelskandale, vielversprechende Werbung sowie voreilige Meldungen in den Medien.

Deswegen ist es leicht möglich und durchaus verständlich, wenn der verunsicherte oder gar frustrierte Verbraucher auch fundierte und neutrale Ernährungsempfehlungen von professioneller Seite missachtet und stattdessen seine eigenen Vorstellungen verwirklicht. Obwohl das Bauchgefühl im Leben und besonders beim Essen und Trinken eine hilfreiche Orientierung sein kann, führt es nicht immer zu den für die Gesundheit besten Verhaltensweisen. So besteht die Gefahr, dass eine einseitige Ernährung praktiziert wird, die zu Fehlernährung und Gesundheitsstörungen beitragen kann. Dabei lässt sich die üblicherweise verzehrte Kost oft mit wenigen gezielten Veränderungen einer gesunderhaltenden Ernährung annähern.

Für den Laien sind die Begründungen der wissenschaftlichen Empfehlungen für eine bedarfsgerechte Zufuhr der jeweiligen Nährstoffmengen oft schwer nachvollziehbar. Viel leichter verständlich sind Anweisungen zur richtigen Zusammenstellung und Zubereitung der empfohlenen Lebensmittel. Die Praxis einer gesunden Ernährung ist kein wissenschaftliches Problem, sondern eine Frage der zielgruppengerechten Kommunikation. Wer auf seine wichtigen Fragen verständliche Antworten erhält, dessen Motivation wächst, zu einer gesünderen Ernährung zu wechseln.

In den Industrieländern tragen ernährungsabhängige Krankheiten in wesentlichem Ausmaß zur Krankheitshäufigkeit und zum vorzeitigen Tod bei. So sind in Deutschland über die Hälfte der Erwachsenen übergewichtig, und fast fünf Millionen Menschen leiden an Diabetes mellitus. Die häufigsten Todesursachen in Deutschland sind Herz-Kreislauf-Erkrankungen, an denen fast jeder Zweite stirbt, gefolgt von Krebsleiden. Durch eine präventive, vollwertige Ernährung könnten viele der betroffenen Menschen deutlich länger und vor allem länger in Gesundheit leben. Auf diese Weise ließe sich viel körperliches und seelisches Leid vermeiden und gleichzeitig eine Erhaltung oder Steigerung der Lebensqualität erreichen.

Bei den Vorarbeiten zu diesem Buch wurde deutlich, dass es Tausende von Fragen zum Thema Ernährung gibt. Von den über 300 Fragen, die in die engere Wahl kamen, lag der Schwerpunkt in den Bereichen ernährungsbedingte Krankheiten, Übergewicht und Reduktionsdiäten. Diese Fragen wurden auf etwa die Hälfte reduziert, der Rest wurde so zusammengeführt, dass die 101 wichtigsten Fragen verblieben. Dabei war es unvermeidlich, dass die Auswahl auch die Präferenzen des Autors widerspiegelt und die am häufigsten an ihn gestellten Fragen einschließt. Ob jede dieser Fragen nun wirklich zu den wichtigsten zählt, wird jede Leserin und jeder Leser für sich beantworten wollen.

Der Band wurde in der Absicht geschrieben, verständliche Antworten auf Grundlage des derzeit als gesichert geltenden Wissens zu geben. Viele der heutigen Erkenntnisse werden noch lange Bestand haben, in manchen Bereichen besteht jedoch weiterer Forschungsbedarf. Bedingt durch neue Forschungsergebnisse werden sich zukünftige Anpassungen also nicht vermeiden lassen. In den elf Kapiteln werden Fragen zu den bereits genannten Schwerpunkten sowie zu so verschiedenen Themen wie Nahrungsinhaltsstoffe, alternative Ernährungsformen und globale Aspekte unserer Ernährung beantwortet. Die Antworten sollen das Bewusstsein für Ernährung, aber auch für Gesundheit im Allgemeinen sowie für das aktuelle und zeitgemäße Anliegen der Nachhaltigkeit fördern.

Mein Dank gilt den Ökotrophologen Ulrike Becker, Kathi Dittrich, Markus Keller, Mathias Schwarz und Thamar Triebel, die bestimmte Antworten vorgeschlagen oder Teile des Textes Korrektur gelesen haben. Herrn Stefan Bollmann vom Verlag C. H. Beck danke ich für seine professionelle und stets geduldige Unterstützung.

Sachkritik und Anregungen werden gerne für die nächste Auflage berücksichtigt.

Gießen im Januar 2010   Claus Leitzmann

Essen und Trinken hält Leib und Seele zusammen

1. Welche Ernährung ist für den Menschen optimal?

Zwei annähernd gleich wichtige Bedingungen bestimmen, welche Ernährung für den Menschen am besten geeignet ist: die individuelle bedarfsgerechte Versorgung des Körpers mit Nährstoffen und die kulturelle Prägung des Einzelnen.

Für den Körper und seinen Stoffwechsel ist es unwichtig, aus welchen Quellen die benötigten Nährstoffe stammen, solange sie in ausreichender Menge und in verwertbarer Form zugeführt werden. Deshalb können sowohl fast ausschließlich von Tieren stammende Nahrungsmittel wie bei den Inuit (Eskimos) als auch fast ausschließlich pflanzliche Lebensmittel als bedarfsgerechte Ernährungsformen des Menschen gelten.

Eine *artgerechte* Ernährungsweise lässt sich anhand der Nahrung unserer frühen Vorfahren sowie im Vergleich mit den genetisch nächsten tierischen Verwandten des Menschen begründen. Weitere Anhaltspunkte sind die Unterschiede in den anatomischen und physiologischen Gegebenheiten von Carnivoren (Fleischfresser) und Phytovoren (Pflanzenfresser).

Die jeweilige Nahrungsverfügbarkeit als Teil der Lebensbedingungen des Menschen beeinflusste den Organismus in vielfältiger Weise, besonders den Verdauungstrakt und den Stoffwechsel. So konnten sich Kauapparat, Darmmorphologie und Stoffwechselmechanismen der Vorfahren des Menschen über viele tausend Generationen an die jeweilige Ernährung anpassen.

Die Entwicklung der Ernährung des Menschen zeigt, dass unsere Vorfahren während ihrer Evolution als Allesesser (Omnivoren) mit Schwerpunkt auf pflanzlicher Nahrung eingestuft werden können. Eine rein vegetarische Ernährung liegt nicht in der Natur des Menschen begründet, sondern ist eine Erscheinung unserer Kultur.

Die tierische Komponente der Kost setzte sich erst zu Zeiten der Sammler und Jäger zunehmend aus Fleisch, Hirn und Knochenmark von Säugetieren zusammen. In der Zeit vorher waren nicht Muskelfleisch, sondern Insekten und andere Kleinlebewesen Hauptkomponenten des tierischen Nahrungsanteils.

Der Mensch ist zwangsläufig als Teil der Natur ein *Naturwesen*, gleichzeitig hat der Verzehr erhitzter Kost zu seiner Entwicklung zu einem *Kulturwesen* beigetragen. Deshalb kann sich der Mensch heute je nach Verträglichkeit und Vorlieben sowohl von rohen als auch von erhitzten Lebensmitteln ernähren. Dabei zeigt sich, dass der Verzehr von etwa gleichen Anteilen an Roh- und Kochkost nach den derzeitigen wissenschaftlichen Erkenntnissen am besten ist.

Bei einer reinen Rohkosternährung mit hohem Obstanteil und restriktiver Nahrungsmittelauswahl besteht das Risiko einer Mangelversorgung mit Nahrungsenergie, Mineralstoffen wie Eisen und Zink sowie den Vitaminen D und B_{12}. Derartige Rohkostformen können als Dauerernährung nicht empfohlen werden. Das gilt besonders für Risikogruppen wie Schwangere, Stillende, Kinder und ältere Menschen.

Eine artgerechte und am besten geeignete Ernährung setzt sich daher sowohl aus pflanzlichen und tierischen als auch aus unerhitzten und erhitzten Lebensmitteln zusammen.

2. Was bedeutet die Empfehlung, «ausgewogen» und «abwechslungsreich» zu essen?

Kaum etwas anderes wird so gründlich missverstanden wie «ausgewogen» und «abwechslungsreich» essen.

Ausgewogen bedeutet, so ließe sich annehmen, dass alle verfügbaren Lebensmittel oder Lebensmittelgruppen etwa in gleichen Mengen verzehrt werden. Aber genau das ist nicht gemeint. So sollte Gemüse und Obst in deutlich größerer Menge gegessen werden als beispielsweise Wurst und Süßigkeiten. Wird die Lebensmittelmenge darüber hinaus nicht in Gewichtseinheiten, sondern in Volumen angegeben, entfernt man sich von dem eigentlichen Anliegen immer mehr.

Eine ausgewogene Kost besteht vielmehr aus sehr ungleichen Mengen der verschiedenen Lebensmittelgruppen, die auch nach Kulturkreis recht unterschiedlich sind und sein dürfen. Neben Kohlenhydratlieferanten wie Getreide, Kartoffeln, Gemüse und Obst sollte der tägliche Speiseplan in geringeren Mengen proteinreiche Lebensmittel nach freier Wahl enthalten wie Hülsenfrüchte, Milch, Milchprodukte, Eier, Fisch und Fleisch sowie Fettlieferanten wie Nüsse, Ölfrüchte, Pflanzenöle und Milchprodukte.

Ein ausgewogenes Trinken besteht in erster Linie in einer ausreichenden Flüssigkeitszufuhr von etwa zwei Litern pro Tag. Diese Flüssigkeit kann aus Wasser bestehen, das auch in Form von Tee, Kaffee und verdünnten Säften zugeführt werden kann.

Abwechslungsreich bedeutet, so ließe sich annehmen, dass beispielsweise täglich ein Fertigmüsli von einem anderen Anbieter verzehrt wird. Aber genau das ist nicht gemeint, denn Fertigmüslis enthalten in der Regel zu viel Zucker und außerdem allerlei Zusatzstoffe. Eine abwechslungsreiche Kost besteht nicht aus den Zehntausenden von Produkten die sich auf dem Lebensmittelmarkt befinden, sondern lässt sich aus weniger als 100 Lebensmitteln zusammenstellen.

Bei den Grundnahrungsmitteln sollte ein Wechsel zwischen Kartoffeln, Getreide sowie Hülsenfrüchten stattfinden, da diese unterschiedliche Kombinationen von Nährstoffen enthalten. Von Gemüse und Obst sollte man ebenfalls die gesamte Bandbreite nutzen, angefangen von Blatt-, Stängel- und Wurzelgemüse bis hin zu Kern-, Stein- und Beerenobst. Wer dabei den jahreszeitlichen Angeboten folgt, erreicht automatisch eine große Abwechslung. Von den pflanzlichen Erzeugnissen sollten auch regelmäßig Nüsse, Kräuter und Gewürze auf dem Speiseplan stehen. Werden Fleisch-, Fisch- und Milchprodukte sowie Eier verzehrt, dann in mäßigen Mengen und in guter Qualität.

Ein abwechslungsreiches Trinken ist durchaus empfehlenswert, damit es nicht zum Überkonsum eines Getränks wie Kaffee oder Alkohol kommt. Milch sollte überwiegend als Zusatz in Getränken und Speisen verwendet werden und nicht als Durstlöscher.

Vollwertige Mahlzeiten können sich durchaus täglich wiederholen, ohne gegen die Grundsätze der Ausgewogenheit und Abwechslung zu verstoßen. So kann zum täglichen Frühstück das gleiche Müsli zusammen mit jahreszeitlich reifen Früchten gereicht werden. Als Zwischenmahlzeit empfiehlt sich täglich eine Handvoll Nüsse oder ein Naturjoghurt.

Insgesamt zeigt sich, dass die Empfehlung, ausgewogen und abwechslungsreich zu essen und zu trinken, im Prinzip richtig ist, dass es aber einer Definition von Menge, Qualität und Häufigkeit bedarf, damit jeder weiß, was im Einzelnen darunter zu verstehen ist. Für den Alltag ist es richtig, *einfach* und *mäßig* zu essen und zu trinken. Es ist nicht erforderlich, aufwendige Mahlzeiten zusammenzustellen, auch mit einfachen, aber ausgewählten Zutaten lässt sich die Ernährung ausgewogen, abwechslungsreich sowie genussvoll gestalten.

Merke: Eine einfache Ernährung, ausreichend körperliche Aktivität und Maßhalten in allen Dingen ist die beste Garantie für ein langes Leben in Gesundheit. *(Hippokrates)*

3. Gibt es gute und schlechte Lebensmittel? Schon lange wird um die Einordnung unserer weit über 50 000 verschiedenen Produkte im Lebensmittelhandel in gesundheitsrelevante Qualitätskategorien gerungen, bisher ohne einvernehmliche Lösung. Die derzeit stattfindende heftige Diskussion um die Einführung der Ampel in der Lebensmittelkennzeichnung zeigt, wie schwierig es ist, eine für alle Lebensmittel geltende und für alle Akteure im Lebensmittelbereich zufriedenstellende Einteilung zu finden.

Dabei ist weitgehend bekannt, welche Lebensmittel besonders gesunderhaltend sind und welche der Gesundheit weniger dienen. Für eine einvernehmliche Zuordnung der Lebensmittel gibt es jedoch zwei Hindernisse: erstens die Menge, die verzehrt wird, und zweitens der unterschiedliche Gehalt an einzelnen Lebensmitteln und Zutaten, die in einem Fertigprodukt enthalten sind. Denn ein gesundes Lebensmittel, das gelegentlich in kleinen Mengen verzehrt wird, nützt der Gesundheit wenig, genauso wie ein ungünstiges Lebensmittel, welches in geringen Mengen oder selten verzehrt wird, kaum einen Schaden anrichten kann. Der Weg zum richtigen Handeln ist daher eine Frage der Verzehrsmenge und -häufigkeit.

Die größere Herausforderung bei der Zuordnung stellen die Tausende von Fertigprodukten dar, die in der Regel sowohl erwünschte als auch unerwünschte Zutaten enthalten. Hier ist eine annähernd sachgerechte Entscheidung aufgrund der Menge der enthaltenen Substanzen möglich, aber wegen der individuellen Verzehrsmenge problematisch. Nun wäre es naiv, einfach zu fordern, keine Fertigprodukte zu konsumieren, denn inzwischen werden etwa 90 % aller Lebensmittel im Handel in verarbeiteter Form angeboten.

Eine sichere Möglichkeit, eher gute als schlechte Lebensmittel zu essen, besteht darin, nur Grundnahrungsmittel zu kaufen und diese schonend für den Verzehr zuzubereiten. Wer allerdings nicht selbst kocht und auf Außer-Haus-Verpflegung angewiesen ist, braucht Orientierung bei der Auswahl der Gerichte. Wichtig bleibt die jeweilige tägliche Verzehrsmenge der als gut oder schlecht angesehenen Lebensmittel oder Mahlzeiten. Ausnahmen davon spielen langfristig keine Rolle.

Wer wirklich Wert auf Qualität legt, ist gut beraten, gering verarbeitete Bio-Lebensmittel zu kaufen und zu verzehren. Diese sollten schonend zubereitet werden, um die enthaltenen Inhaltsstoffe nicht zu zerstören. Gesunde Ernährung und voller Genuss gehören zusammen. Was gesund ist, kann auch schmackhaft zubereitet werden, aber es ist nicht alles gesund, was gut schmeckt.

Die Frage nach guten und schlechten Lebensmitteln lässt sich am besten frei nach Paracelsus beantworten: *Die Menge macht's.*

Übrigens: Lebensmittel sind Mittel zum Leben.

4. Wie viele Mahlzeiten brauchen wir am Tag? In jedem Kulturkreis gibt es ein festgelegtes Ensemble von Speisen, in typischer Abfolge und Zubereitung und in gewohnter zeitlicher und räumlicher Anordnung. Üblich ist eine Verteilung der Nahrungsaufnahme auf drei bis fünf Mahlzeiten am Tag. Das Aufteilen der Nahrungsenergiezufuhr auf mehrere Mahlzeiten ist auch deshalb sinnvoll, weil manche Nährstoffe mit steigender Zufuhrmenge prozentual in geringerer Menge vom Körper aufgenommen werden. Auch Heißhungerattacken lassen sich durch mindestens drei Mahlzeiten am Tag vermeiden. Trotzdem bleibt die tägliche Mahlzeitenfrequenz eine *individuelle Entscheidung,* denn es gibt Menschen, die nur ein oder zwei Mahlzeiten am Tag essen möchten, andere essen und trinken kleine Portionen über den ganzen Tag verteilt. Inwieweit diese unterschiedlichen Essensmuster einen langfristigen Einfluss auf Gesundheit und Wohlbefinden haben, lässt sich nicht mit Sicherheit sagen.

Von zunehmendem Interesse ist der Einfluss der Mahlzeitenfrequenz auf das Körpergewicht.

Ob jedoch bei gleicher Nahrungsenergiezufuhr auch die Verteilung der Mahlzeiten über den Tag eine Rolle spielt, ist nicht gesichert. Bekannt ist aber, dass sich bei drei größeren Mahlzeiten in den relativ langen Zwischenphasen ein niedriger Insulinspiegel ergibt, da die Bauchspeicheldrüse nicht durch eine Zwischenmahlzeit zu weiterer Insulinproduktion angeregt wird. Da Insulin den Fettaufbau begünstigt bzw. den Fettabbau hemmt, könnte hierin ein Vorteil von nur drei Hauptmahlzeiten liegen. Andererseits ist die Insulinausschüttung nach einer größeren Mahlzeit höher und in den langen Pausen zwischen den Mahlzeiten kann es eher zu einem Hungergefühl kommen, besonders wenn der Blutzuckerspiegel zu stark absinkt, beispielsweise bedingt durch intensive körperliche Aktivität oder eine zu geringe Nahrungsenergieaufnahme.

Wird die tägliche Nahrungsenergiemenge auf drei umfangreiche Haupt- und zwei kleine Zwischenmahlzeiten verteilt, dann ergeben sich zumindest für Typ-2-Diabetiker bessere Tagesprofile für Blutglukose und Insulin. Für stoffwechselgesunde Menschen bestehen nach bisherigen Kenntnissen keine Vorteile durch kleinere, häufigere Mahlzeiten.

Interessant sind Untersuchungen mit Tieren, die zeigen, dass bei gleicher Nahrungsenergieaufnahme eine geringere Mahlzeitenfrequenz die Lebenszeit der Tiere verlängert. Bei der Überprüfung dieser Beobachtung an Menschen, die während des Versuchszeitraumes nur eine Mahlzeit pro Tag verzehrten, zeigte sich eine signifikante Zunahme des Hungergefühls und des Heißhungers sowie bei gleichbleibendem Körpergewicht eine verringerte Fettmasse des Körpers. Allerdings stiegen gleichzeitig der Blutdruck und die Cholesterinwerte im Blut, sodass dieses Essverhalten nicht empfohlen werden kann.

Nach allem, was wir wissen und meist bereits praktizieren, ist es zweckmäßig, mehrere Mahlzeiten über den Tag zu verteilen. Eine abgesicherte, für alle verbindliche Empfehlung gibt es bisher nicht. Bei der täglichen Mahlzeitenfrequenz bleibt genügend Spielraum, sodass individuelle Lebensgewohnheiten und Arbeitsrhythmen berücksichtigt werden können. Jeder sollte selbst herausfinden und bestimmen, wie viele Mahlzeiten für sein Wohlbefinden am besten geeignet sind.

5. Sollen wir morgens wie ein Kaiser, mittags wie ein Edelmann und abends wie ein Bettelmann essen? Die überlieferte Empfehlung «Frühstücke wie ein Kaiser, speise zu Mittag wie ein Edelmann und iss abends wie ein Bettelmann» hat ihre Wurzeln im alten China. Auch in unseren Kulturkreisen wurde dieses Essverhalten empfohlen, unter anderem weil ein voller Magen keinen erholsamen Schlaf erlaubt. Außerdem war es für körperlich arbeitende Menschen schon immer wichtig, die Versorgung mit ausreichenden Mengen an Energie für die Tagesarbeit durch die Kost in der ersten Tageshälfte bereitzustellen.

Heute wissen wir, dass der Organismus durch ein bescheidenes Abendessen weniger belastet wird, da dann die energieaufwendigen Verdauungsvorgänge nicht stattfinden. Moderne Varianten dieser alten Erfahrung finden sich beim sogenannten *Dinner Canceling*, wenn man das Abendessen ausfallen lässt, bzw. bei der Methode «Schlank im Schlaf»; Bedeutung hat diese Maßnahme besonders für Übergewichtige.

Der Erfolg des *Dinner Canceling* bei der langfristigen Körpergewichtsabnahme ist bislang in wissenschaftlichen Studien genauso wenig nachgewiesen wie der angeblich damit verbundene Effekt einer Verzögerung des Alterungsprozesses. Nachteile sind aber ebenfalls nicht bekannt. Allerdings ist ein Verzicht auf Nahrung nach 16 oder 18 Uhr für Berufstätige, die häufig abends ihre Hauptmahlzeit einnehmen, im Alltag nur schwer zu realisieren. Noch schwieriger wird es bei der Schichtarbeit. Die sinnvollste Abnehm- und Anti-Aging-Strategie besteht immer noch in der Umstellung auf eine dauerhaft vollwertige Ernährung und eine gesundheitsbewusste Lebensweise.

Merke: Das Abendessen überlasse deinen Feinden. *(Laotse)*

6. Wie sicher sind gentechnisch veränderte Lebensmittel? Obwohl die Gentechnik bei der Herstellung pharmazeutisch wirksamer Substanzen im medizinischen Sektor von Nutzen sein kann, ist ihre Anwendung bei der Produktion von Lebensmitteln zumindest *problematisch* und wird von der weitaus überwiegenden Mehrheit der Bevölkerung abgelehnt. Die seit Jahrzehnten in Aussicht gestellten Pflanzen mit Zusatznutzen im Hinblick auf Gesundheit und Wohlbefinden haben bisher keine Marktreife erlangt oder wurden wieder vom Markt genommen. Der derzeit weitaus überwiegende Teil der gentechnischen Veränderungen an Nutzpflanzen betrifft anbautechnische Eigenschaften wie Resistenzen gegen Unkrautbekämpfungsmittel und Insekten.

Die Anwendung der Gentechnik bei Nahrungspflanzen birgt eine Reihe ernstzunehmender und bisher ungeklärter potenzieller Risiken:

- Das bisher in der Risikoabschätzung der Gentechnologie angewandte *Additive Risikomodell* geht davon aus, dass sich genetische Eigenschaften in ihrer Wirkung addieren. Da sich Wirkungen aber auch in nicht vorhersagbarem Ausmaß verstärken oder abschwächen können, muss ein *Synergistisches Risikomodell* entwickelt werden.

- Die Neueinführung von Eigenschaften kann auch Einfluss auf andere Stoffwechselwege und ihre Endprodukte nehmen. So konnte bei transgener herbizidresistenter Soja und bei Mais mit Insektenresistenz eine stärkere Verholzung der Zellwände festgestellt werden. Lachse mit einem gentechnisch veränderten Wachstumshormon-Gen wiesen zwar im Fleisch kaum Unterschiede zu konventionellem Mastlachs auf, sie zeigten aber eine andere Jugendfärbung und ein verändertes Fress- und Schwimmverhalten sowie teilweise schwere Deformationen am Kopf. Ein Gen für ein Bohnenprotein, das auf Erbsen übertragen wurde, war durch die Genübertragung ungewollt so verändert, dass die Erbsen bei Fütterungsversuchen an Mäusen heftige Immunreaktionen, bis hin zu Lungenentzündungen, auslösten.

- Gentechnische Eingriffe können zu einem veränderten *allergenen Potenzial* von pflanzlichen Nahrungsmitteln führen. Problematisch wird es beispielsweise, wenn Gene für Proteine in transgene Pflanzen eingebaut werden, die als potenzielle Allergene gelten. Würden dieselben Proteine gleichzeitig in verschiedene wichtige Nutzpflanzen eingeschleust, wäre für allergisch reagierende Menschen gleich eine ganze Palette von pflanzlichen Lebensmitteln nicht mehr essbar.

- Darmbakterien des Menschen können unter bestimmten Bedingungen Erbgut aus genetisch modifizierten Pflanzen aufnehmen. Da Antibiotikaresistenz-Gene in der Gentechnologie eingesetzt werden, könnten diese Resistenzen über den Verdauungstrakt oder im Ackerboden auf menschliche und tierische Krankheitserreger übertragen werden. Dies würde die derzeitige Verbreitung von *Antibiotikaresistenzen* unter Mikroorganismen verstärken und damit eine Situation verschärfen, die bereits durch den übermäßigen Einsatz von Antibiotika in der intensiven Tiermast und in der Humanmedizin entstanden ist.

- Die Entwicklung herbizidresistenter Pflanzen hat die Rückstandsproblematik in Lebensmitteln nicht gelöst, sondern nur verlagert. Die Aussicht auf eine Reduktion der Pestizidmengen hat sich nicht erfüllt. Auch wenn anfangs meist weniger Pestizide als vorher benötigt werden, so ist innerhalb weniger Jahre häufig eine *Resistenzbildung* bei Schädlingen zu beobachten. In der Regel muss der Pestizideinsatz dann im Vergleich zu früher deutlich erhöht werden, wie bei Soja- und Baumwollkulturen in den USA und China festgestellt wurde.

Produkte, die mehr als 0,9 % eines gentechnisch veränderten Anteils enthalten, müssen entsprechend gekennzeichnet werden; bei verpackten Lebensmitteln auf der Zutatenliste entweder direkt hinter der betreffenden Zutat oder in einer Fußnote. Gibt es kein Zutatenverzeichnis, muss die Kennzeichnung auf dem Etikett erfolgen. Auch lose und unverpackte Ware muss mit einem Hinweisschild direkt an der Ware gekennzeichnet werden. Das gilt auch für Mahlzeiten in Restaurants und Gaststätten.

Seit 2008 ist es möglich, Lebensmittel, bei deren Herstellung keine Gentechnik eingesetzt wurde, mit einem «Ohne Gentechnik»-Siegel zu kennzeichnen. Hierfür müssen generell strenge Kriterien eingehalten werden. Bei tierischen Lebensmitteln dürfen für einen jeweils genau bestimmten Zeitraum vor Gewinnung des Lebensmittels den Tieren keine genetisch veränderten Futtermittel verfüttert werden.

Weil ein Organismus mehr als die Summe seiner Einzelteile ist und Rückkoppelungen zwischen allen Organisationsebenen auftreten, deren Ursache und Resultate nicht vorhersagbar sind, sollten gentechnisch veränderte Lebensmittel so lange gemieden werden, bis ihre Unbedenklichkeit gesichert ist.

Übrigens: Fortschritt allein ist keine Leistung; es kommt auf die Richtung an.

7. Wie gesundheitsfördernd ist «Mittelmeerkost»? Die gesundheitlichen Aspekte der mediterranen Lebensweise sind inzwischen sprichwörtlich. Dabei spielt die Ernährung eine entscheidende Rolle. Der erste wissenschaftliche Beweis für die gesundheitsfördernde Wirkung der traditionellen Mittelmeerkost in den 1980er Jahren zeigte eine reduzierte Häufigkeit von Herz-Kreislauf-Erkrankungen bei der Bevölkerung der Insel Kreta. Im Vergleich zu den Einwohnern Kretas starben damals in den USA fast vierzigmal mehr Menschen an Erkrankungen der Herzkranzgefäße. Die Hauptunterschiede in der Ernährung bestanden auf Kreta im reichlichen Verzehr von Blattgemüse, Vollkorngetreide, Hülsenfrüchten, Nüssen, Fisch, Olivenöl und Rotwein sowie im geringen Verzehr von rotem Fleisch.

In einer Vielzahl weiterer Studien zeigte sich bei mediterran ernährten Menschen ein deutlich erniedrigtes Auftreten von kardiovaskulären Krankheiten, Diabetes mellitus Typ 2, Bluthochdruck, Übergewicht, des metabolischen Syndroms, rheumatoider Arthritis, Alzheimer, Demenz und Krebserkrankungen, unabhängig vom Körpergewicht und Cholesterinspiegel. Außerdem war die Lebenserwartung bei 60-jährigen Männern um ein Jahr verlängert. Diese Ergebnisse übertreffen die Wirksamkeit von Medikamenten.

Die gesundheitsfördernden Wirkungen der mediterranen Ernährung sind vergleichbar mit denen der Vollwert-Ernährung (→ Frage 56). Eine Vielzahl von Studien können inzwischen für einzelne charakteristische Nahrungsmittel der mediterranen Ernährung günstige medizinische Wirkungen aufzeigen. Beispiele sind die Verbesserung der Gefäßfunktion durch Walnüsse, die Reduktion des Cholesterinspiegels durch Mandeln, die Senkung des arteriellen Blutdrucks durch Olivenöl oder die antientzündliche Wirkung von Tomaten.

Eine mögliche Rolle des Konsums moderater Mengen von Rotwein bei den medizinisch günstigen Wirkungen der Mittelmeerkost zeigt eine gewisse Schutzwirkung auf Herz-Kreislauf-Erkrankungen und die Gesamtmortalität. Rotwein enthält hohe Konzentrationen von antioxidativ wirksamen Substanzen. Diese Wirkung ist in geringerem Maße bei Weißwein, Bier und anderen Alkoholika gegeben. Eine Empfehlung zum regelmäßigen Weinkonsum kann trotzdem nicht gegeben werden, da in der Vorbeugung von Krebs Alkohol keinen Platz findet.

Durch die zunehmende Übernahme nordamerikanischer Essgewohnheiten entfernen sich die Menschen in den klassischen Regionen des Mittelmeerraumes von der traditionellen Kostform immer weiter. Insbesondere Griechenland, Spanien und Süditalien weisen zunehmend ungünstige Ernährungspraktiken auf und zeigen einen entsprechend dramatischen Anstieg von Übergewicht, Herz-Kreislauf-Erkrankungen und metabolischem Syndrom. Die mediterrane Ernährungsform wird heute zunehmend in Skandinavien und in einigen arabischen Ländern praktiziert.

Menschen in Mittelmeerländern, die eine regelmäßige Siesta einhalten, zeigen eine eindeutige Risikoreduktion für Krankheiten. Eine verkürzte Schlafdauer dagegen ist mit zahlreichen gesundheitlichen Nachteilen verbunden, insbesondere auch mit dem Risiko eines metabolischen Syndroms. Auch eine langsame Nahrungszufuhr, wie sie von *slow food* propagiert wird, hat sich als gesundheitlicher Vorteil erwiesen. Insgesamt zeigt sich, dass die gesundheitlichen Vorteile nicht auf Einzelaspekten, sondern auf dem gesamten Lebensstil beruhen.

Übrigens: Mit gesunder Ernährung zu beginnen ist nie zu früh und nie zu spät.

8. Warum leben Japaner länger als Menschen in anderen Ländern?

Die höchste durchschnittliche Lebenserwartung aller Völker wird offiziell Japan zugesprochen (Männer 78 Jahre, Frauen 84 Jahre), obgleich dem Zwergstaat Andorra diese Ehre gebührt. Japanische Frauen stehen an 2. Stelle (1. San Marino) und japanische Männer an 9. Stelle (u. a. nach Island und Schweden) der Lebenserwartungsskala. Japan wird wohl auch wegen seiner relativ hohen Bevölkerungszahl (130 Mio. Menschen) genannt und wegen der Insel Okinawa (1,4 Mio. Einwohner), auf der weltweit prozentual die meisten über 100-Jährigen leben.

Die traditionellen Hauptnahrungsmittel der Japaner sind Reis, Sojabohnen, Fisch und Meeresalgen. Der Reis ist als kohlenhydratreiches Grundnahrungsmittel mit anderen Getreidearten zu vergleichen. Allerdings ist sein Proteingehalt deutlich niedriger.

Sojabohnen sind neben Eiweiß und Ölen reich an Phytoöstrogenen (Isoflavone, Genistein, Daidzein), die mit dem niedrigeren Vorkommen von Herz-Kreislauf-Erkrankungen in ostasiatischen Ländern in Verbindung gebracht werden. Phytoöstrogene erhöhen auch die Knochendichte, lindern Wechseljahresbeschwerden und neutralisieren aggressive freie Radikale. Sojabohnen sind außerdem reich an Mineral- und Ballaststoffen.

Auch das geringere Auftreten von Tumorerkrankungen wie Brustkrebs sowie chronisch-entzündlicher Darmerkrankungen in Ländern, in denen viel Soja verzehrt wird, wird in Verbindung mit dem täglichen Phytoöstrogen-Konsum gebracht.

Fisch wird in Japan etwa fünfmal so viel verzehrt wie in Deutschland. Fisch wird teilweise roh als Sushi gegessen, meistens aber gedünstet oder gegrillt. Meeresfisch ist eine ideale Quelle für Omega-3-Fettsäuren, die dazu beitragen, Arteriosklerose und Herz-Kreislauf-Erkrankungen vorzubeugen.

Algen enthalten ebenfalls Omega-3-Fettsäuren, die übrigens die Quelle dieser gesundheitsfördernden Substanzen für alle Seefische sind. Die wichtigsten der in Japan verzehrten Algen stammen aus dem Meer:

• Die Braunalge *Wakame* ist die bekannteste Alge Japans. Getrocknet wird sie zur Zubereitung von Miso-Suppe genommen. Wakame ist sehr jodhaltig (10 mg/100 g Trockensubstanz), außerdem enthält sie den Ballaststoff Alginsäure, der der Darmgesundheit dient.

- Die Rotalge *Nori* besteht aus Seetang, auch *Purpurtang, Meerlattich* oder *Seegras* genannt. Nori ist Bestandteil von verschiedenen Gewürzmischungen und wird zum Einwickeln von Sushi-Rollen benutzt. Nori enthält reichlich Jod und eine Reihe von Spurenelementen.
- Die Braunalge *Kombu* ist ein essbarer Seetang, der überwiegend zum Verpacken von anderen Lebensmitteln dient. Kombu enthält viele Mineralstoffe wie Calcium und Kalium und hat im Vergleich zu anderen essbaren Algen einen deutlich höheren Gehalt an Jod. Etwa 150 Gramm Kombu decken den Jahresbedarf an Jod eines erwachsenen Menschen. Bei jodempfindlichen Menschen kann es beim Verzehr von Kombu deshalb zu Problemen kommen. Weitere Bestandteile von Kombu sind Laminarin, das die Blutgerinnung hemmt und die Cholesterinwerte senkt, Mannin mit erheblicher Süßkraft sowie antibakteriellen und diuretischen Eigenschaften sowie eine Glutamatform, die die gleichen würzenden Eigenschaften wie das übliche Glutamat bei einem wesentlich geringeren allergischen Potenzial besitzt.

Zu den weiteren Lebensmitteln, die in Japan bekannt sind, zählen Yams, Bohnen und Seeschnecken. Japaner essen traditionell wenig Fleisch. Zum Essen wird meist grüner Tee getrunken, seltener Reiswein. Ingesamt ist die japanische Küche sehr fettarm. In Japan sind die Mahlzeiten generell nicht so reichlich, was sich auch im geringen Übergewicht zeigt.

Nun müssen und können wir wohl nicht alle japanischen Essgewohnheiten übernehmen, nur um länger zu leben. Wir können aber die gesundheitsfördernden Lebensmittel auf unsere Weise zubereiten und unserer Kost hinzufügen. Sojabohnen können beispielsweise als Sojamilch und Tofu verzehrt werden. Auch der Fischverzehr ist, abgesehen von der Menge, eigentlich unproblematisch. Die Verwendung von Algen ist eher eine Geschmacksfrage, aber in Salaten, Spinat und Saucen sind sie kaum wahrnehmbar.

Übrigens: Nicht die Jahre, sondern die Lebensführung bestimmen das Alter.

9. Wie lässt sich eine gesunde Ernährung im Alltag umsetzen?

Viele Menschen sind recht gut darüber informiert, wie eine gesunde Kost zusammengestellt sein sollte. Die Umsetzung dieses Wissens in ihre Alltagssituation fällt ihnen aus verschiedenen Gründen aber oft schwer. Hinderungsgründe sind meist eingespielte Gewohnheiten, Zeitmangel, andere Prioritäten, Desinteresse von Familienangehörigen oder Freunden, manchmal auch schlicht Bequemlichkeit. Erfahrungen zeigen, dass es trotz dieser Hürden möglich ist, im Alltag auf eine gesunde Ernährung umzustellen.

Eine gesunde Ernährung ist anders zusammengesetzt als die übliche Durchschnittskost. Trotzdem sollten bewusst keine Verbote auferlegt werden, denn gelegentliche Ausnahmen führen in aller Regel nicht zu Gesundheitsschäden. Außerdem sollte man dem Einzelnen die Verantwortung für sein Essverhalten nicht abnehmen, sondern ihm die Möglichkeit geben, sich frei und unabhängig zu entscheiden.

Für die Lebens d im Einzelnen empfohlen:

- Gemüse und Obst reichlich und vielseitig verzehren, etwa die Hälfte davon als unerhitzte Frischkost;
- Getreide und Getreideerzeugnisse aus Vollkorn gegenüber Nicht-Vollkornprodukten bevorzugen;
- Kartoffeln und Hülsenfrüchte in gering verarbeiteter Form in den Speiseplan einbeziehen;
- Nüsse, Ölsamen und Ölfrüchte roh oder geröstet verwenden, allerdings in mäßigen Mengen;
- die Gesamtfettzufuhr begrenzen und hochwertige Öle und Fette verwenden wie native, kalt gepresste Pflanzenöle oder Butter;
- Vorzugsmilch, pasteurisierte Vollmilch oder Milch-Erzeugnisse ohne Zutaten und Käsesorten ohne Zusatzstoffe bevorzugen;
- Fleisch, Fisch und Eier in guter Qualität und mäßigen Mengen verzehren;
- als Getränke ungechlortes Trinkwasser, natürliches Mineralwasser oder ungesüßte Kräuter- und Früchtetees bevorzugen;
- Gewürze und Kräuter vielseitig zur Geschmacksverfeinerung verwenden, Salz dagegen nur in mäßiger Menge als jodiertes Salz einsetzen;
- als Süßungsmittel frisches, süßes Obst, Honig oder Trockenobst bevorzugen gegenüber isolierten Zuckern und Süßstoffen.

Diese Empfehlungen gelten für gesunde Erwachsene. Für Schwangere, Stillende, Kinder, Senioren und Kranke können sie entsprechend angepasst werden. Für eine Reihe ernährungsassoziierter Krankheiten lässt sich durch die Umsetzungen der Empfehlungen das Risiko senken.

10. Beeinflusst die Werbung das Verzehrverhalten des Verbrauchers? Werbung arbeitet für das Produkt und nicht für den Verbraucher, dem das Gefühl nahegelegt wird, dass es einen Bedarf für einen bestimmten Artikel gibt. So versuchen Hersteller, Interesse für ihre Produkte zu wecken, indem sie den Verbrauchern eine Kombination von Eindrücken vermitteln, die von Notwendigkeit über Zufriedenheit bis Behaglichkeit reichen. Besonders Kinder sind empfänglich für die geschickten und unterhaltsamen Werbebotschaften.

Der Erfolg bleibt nicht aus; es ist bekannt, dass intensiv beworbene Ware stärker nachgefragt wird als solche, die einfach in den Regalen liegt. Dabei betragen die Werbekosten durchschnittlich 10 % des Endpreises, der natürlich vom Verbraucher bezahlt werden muss. So gesehen, müssten nicht oder wenig beworbene Artikel billiger sein, aber ihr niedrigerer Umsatz macht diesen Vorteil wohl wieder zunichte.

Subtil arbeitet die Werbung mit Hinweisen auf besondere Inhaltsstoffe von Lebensmitteln, die den Eindruck erwecken, es handle sich um ein besonders gesundes Produkt. So lautet etwa eine Botschaft, dass sich mit bestimmten Joghurts Abwehrkräfte aktivieren lassen. Dass diese Produkte zumeist nahezu unwirksam sind, kann den wissenschaftlichen Studien entnommen werden. Ebenso wird bei der Anpreisung von Schokolade mit einer Extraportion Milch für Kinder verschwiegen, dass darin auch eine Extraportion Zucker und Fett enthalten ist. Viele der energiereichen kleinen Snacks verdanken der geschickt platzierten Werbung ihren Durchbruch auf den Schulhöfen und verdrängen die Karotte und den Apfel von der Hitliste der Pausensnacks.

Da unvollständige Werbeaussagen von den Verbrauchern erkannt und angeprangert werden, gibt es unter anderem von den Verbraucherzentralen Informationen zu den wahren Gesundheitswerten der beworbenen Produkte. Eine Nachfrage lohnt sich und kann zum Nichtkauf eines Produktes führen. Aus diesem Grunde beginnen

Unternehmen auf Druck der Öffentlichkeit und der Medienpräsenz, Lebensmittel anders zu bewerben, die Inhaltsangaben zu überarbeiten oder sogar die Rezeptur des Produktes zu verändern. Dies ist ein Beweis dafür, dass Verbraucherprotest etwas bewegen kann.

Übrigens: Produkte, die massiv beworben werden, sollte man meiden.

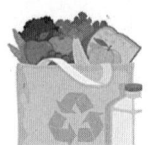

Das Pflanzenreich bietet (fast) alles

11. Warum ist Gemüse so wichtig für unsere Gesundheit? Gemüse ist der Gesundheit noch zuträglicher als Obst. Aufgrund des geringen Energiegehalts weist Gemüse eine hohe Nährstoffdichte für Vitamine, Mineralstoffe, Ballaststoffe und sekundäre Pflanzenstoffe auf. Gemüse leistet einen wesentlichen Beitrag zu unserer Versorgung mit Vitamin C, Folat, Beta-Karotin (= Provitamin A), Kalium und Magnesium. Auch für die Vitamine B_6 und Niacin sowie die Mineralstoffe Eisen und Calcium sind einige Gemüsearten gute Quellen.

Gemüse liefert aber nicht nur wertvolle Nährstoffe, sondern bietet einen natürlichen Schutz vor zahlreichen chronischen Krankheiten. So senkt ein reichlicher Verzehr von Gemüse das Risiko für Herz-Kreislauf-Erkrankungen, Krebs und die Sterblichkeit insgesamt. Neben dem Nichtrauchen ist ein regelmäßiger Gemüse-(und Obst-) Verzehr die effektivste Möglichkeit, sich vor Herzinfarkt und vorzeitigem Tod zu schützen. Dabei haben sich grünfarbige Gemüse sowie Kohlgewächse als besonders wirkungsvoll erwiesen.

Ein hoher Gemüseverzehr hilft, die Entstehung von Übergewicht zu vermeiden, und wirkt dadurch indirekt auch dem Risiko für Diabetes mellitus Typ 2 entgegen. Auch erhöhte Blutdruckwerte und das Risiko für Hypertonie werden reduziert. Menschen, die viel Gemüse und Obst essen, haben eine höhere Knochenmineraldichte und mithin ein geringeres Osteoporoserisiko. Ein reichlicher Verzehr von nicht stärkehaltigem Gemüse senkt wahrscheinlich das Risiko für Krebs von Mund, Rachen, Kehlkopf, Speiseröhre, Magen und Dickdarm, möglicherweise auch für Mastdarm- und Lungenkrebs. (Stärkehaltige Gemüse sind Kartoffeln und andere Knollenfrüchte).

Die zahlreichen Gesundheitswirkungen einer gemüsereichen Kost lassen sich unter anderem auf Vitamin C, Kalium und Magnesium zurückführen. Des Weiteren sind bioaktive Substanzen, vor allem die sekundären Pflanzenstoffe, für diese Effekte verantwortlich (→ Frage 38).

Die herzschützende Wirkung von Gemüse (und Obst) wird besonders auf den hohen Gehalt an antioxidativen Substanzen (neben sekundären Pflanzenstoffen auch Selen und Vitamin C) zurückgeführt. Diese schützen die Zellen vor Schädigungen durch aggressive Sauerstoffverbindungen, den freien Radikalen. Aber auch die mit Gemüse aufgenommenen löslichen Ballaststoffe, Folat, Kalium und

Magnesium tragen – über andere Mechanismen – zum Schutz des Herz-Kreislauf-Systems bei.

Insgesamt kommt es jedoch nicht auf einzelne Inhaltsstoffe an, sondern auf die Kombination schützender Substanzen. Das zeigt sich besonders bei Krebs, denn die krebsverhütende Wirkung von Gemüse lässt sich nicht einzelnen Substanzen zuordnen. Die Effekte einer gemüsereichen Kost beruhen auf dem vielschichtigen Zusammenspiel der zahlreichen Inhaltsstoffe dieser Lebensmittel.

Die herausragende gesundheitliche Bedeutung von Gemüse und Obst führte in vielen Ländern zu der «5 am Tag»-Kampagne. Dabei wird empfohlen, mindestens drei Portionen Gemüse und mindestens zwei Portionen Obst pro Tag zu verzehren. Da viele der gesundheitsfördernden Inhaltsstoffe, auch die der sekundären Pflanzenstoffe, durch Erhitzen zerstört werden, sollte täglich, je nach Bekömmlichkeit, ein Teil des Gemüses als unerhitzte Frischkost gegessen werden. Die Gemüseauswahl sollte sich nach dem saisonalen Angebot richten und möglichst aus der Region stammen. Dabei lohnt es sich, zwischen den verschiedenfarbigen Gemüsearten zu wechseln, um von der Vielfalt der sekundären Pflanzenstoffe zu profitieren.

12. Welches Obst ist besonders gut? Obst ist zusammen mit Gemüse unsere wichtigste Quelle für die antioxidativ wirkenden Vitamine C und Beta-Karotin (= Provitamin A) sowie für sekundäre Pflanzenstoffe (→ Frage 38). Antioxidantien schützen uns vor den schädlichen Wirkungen freier Radikale, stärken unser Immunsystem und bieten einen natürlichen Schutz vor Infektionen, Herz-Kreislauf-Erkrankungen und Krebs. Besonders viel Vitamin C ist in Acerolakirschen, Sanddorn, Kiwi und schwarzen Johannisbeeren enthalten. Reichlich Beta-Karotin findet sich in Aprikosen, Honigmelonen, Sanddorn und vielen tropischen Früchten wie Mango, Papaya, Kaki und Guave. Einige Obstarten sind außerdem gute Quellen für das Vitamin Folat, wie Erdbeeren, Orangen, Sauer- und Süßkirschen.

Auch zur Versorgung mit Mineralstoffen und Ballaststoffen tragen viele Obstarten bei. Besonders reich an Kalium sind Bananen, Honigmelonen, Kiwis, frische Feigen, Süßkirschen sowie verschiedene Beeren- und Zitrusfrüchte. Gute Magnesiumlieferanten sind vor allem Bananen, Brombeeren, grüne Melonen sowie tropische Früchte wie Papaya und Passionsfrucht.

Frisches Obst eignet sich besonders für den Hunger zwischendurch, denn Früchte enthalten natürliche Zucker wie Fruktose (Fruchtzucker) und Glukose (Traubenzucker), die schnell vom Körper aufgenommen werden und Energie bereitstellen können. Im Gegensatz zu Süßigkeiten oder dem Haushaltszucker liefert Obst jedoch keine «leeren» Kohlenhydrate, sondern eben auch Vitamine, Mineralstoffe, Ballaststoffe und sekundäre Pflanzenstoffe. Da Obst meist in Form unerhitzter Frischkost verzehrt wird, bleiben auch die hitzeempfindlichen Substanzen erhalten.

In Trockenfrüchten sind pro Gewichtseinheit mehr Mineralstoffe und Ballaststoffe enthalten, da der Wassergehalt im Vergleich zu frischem Obst um 70–80 % verringert ist. Das macht getrocknete Früchte wie Aprikosen, Feigen, Datteln und Pflaumen zu guten Eisenlieferanten. Auf den hohen Ballaststoffgehalt von Trockenobst lässt sich dessen verdauungsfördernde und abführende Wirkung zurückführen. Der Vitamingehalt ist hingegen deutlich geringer als bei Frischobst, da ein Teil der Vitamine bei der Trocknung zerstört wird. Auch die in Trockenfrüchten enthaltenen Kohlenhydrate sind konzentriert, dadurch steigt der Energiegehalt an. Trockenfrüchte sollten deshalb in Maßen verzehrt werden, vorzugsweise anstelle von Süßigkeiten und Snacks.

Wie bei Gemüse gilt auch bei Obst: Die Mischung macht's. Denn die zahlreichen Gesundheitswirkungen sind nicht auf einzelne Inhaltsstoffe zurückzuführen, sondern auf die vielschichtige Wechselwirkung zahlreicher Substanzen. Dabei hat es sich bewährt, die empfohlenen zwei Portionen Obst pro Tag nach dem Farbenprinzip zusammenzustellen. Wenn abwechselnd blaues, gelbes, orangerotes und grünes Obst verzehrt wird, kann die große Bandbreite von sekundären Pflanzenstoffen und Mikronährstoffen aufgenommen werden.

Obst der Saison sollte bevorzugt werden. Zum einen schmeckt es am besten, und zum anderen enthält Obst, das ausreichend reifen konnte, mehr Vitamine und sekundäre Pflanzenstoffe. Regional erzeugtes Obst ist empfehlenswert, da lange Transportwege den Nährstoffgehalt vermindern können und das Klima belasten (→ Frage 58). In den obstarmen Wintermonaten kann auch auf importierte Früchte zurückgegriffen werden. Ware, die mit dem Flugzeug transportiert wurde, sollte gemieden werden, denn Flugtransporte sind besonders klima- und umweltschädlich.

Übrigens: Das beste Fleisch ist Fruchtfleisch.

13. Warum sind Beerenfrüchte so empfehlenswert? Sommerzeit ist Beerenzeit, denn die beliebten Beerenfrüchte haben nur wenige Monate Saison. Etwa 6,5 Kilogramm Beeren, davon etwas mehr als die Hälfte Erdbeeren, verzehrt jeder Deutsche pro Jahr (zum Vergleich: von Äpfeln werden jährlich etwa 34 Kilogramm gegessen). Beeren schmecken aber nicht nur gut, sondern liefern zahlreiche wertvolle Inhaltsstoffe und schützen uns vor Krankheiten. So sind schwarze Johannisbeeren reich an Vitamin C, und in Himbeeren und Holunderbeersaft findet sich viel Kalium. Besonders wertvoll sind Beerenfrüchte jedoch aufgrund ihres hohen Gehalts an bestimmten sekundären Pflanzenstoffen, den Polyphenolen (→ Frage 38). Unter diesem Begriff werden mehrere Tausend Substanzen zusammengefasst, die unterschiedliche gesundheitliche Wirkungen entfalten. Hervorzuheben sind dabei vor allem die Phenolsäuren (Gerbsäuren) und die Flavonoide.

Bestimmte *Phenolsäuren* (z. B. Ellagsäure), die besonders reichlich in Brombeeren, Himbeeren und Erdbeeren vorkommen, wirken der Krebsentstehung entgegen und schützen vor schädlichen Oxidationsvorgängen. Andere Phenolsäuren (z. B. Gallussäure) behindern die Aktivität von Bakterien, Viren und Pilzen. So hemmen Fruchtextrakte von Heidelbeeren, Moosbeeren, Himbeeren und Erdbeeren das Wachstum von Polioviren, dem Erreger der Kinderlähmung. Viele Phenolsäuren sind hitzeempfindlich. In Brombeermarmelade ist nur noch etwa ein Viertel der Phenolsäureaktivität der frischen Beeren vorhanden.

Flavonoide sind im Pflanzenreich weitverbreitete Farbstoffe. Eine Gruppe, die Anthozyane, sorgt für die rote, blaue und violette Färbung von Obst und Gemüse. Beerenfrüchte, insbesondere schwarze Johannisbeeren, Heidelbeeren und Brombeeren, zählen zu den Lebensmitteln mit den höchsten Gehalten an Anthozyanen. Flavonoide beeinflussen eine Vielzahl von Stoffwechselabläufen im Körper, wie Oxidationsvorgänge, den Blutdruck, die Immunabwehr und Entzündungsprozesse. Darüber hinaus wirken sie gerinnungshemmend, unterdrücken Bakterien, Viren und Pilze und beugen Herz-Kreislauf-Erkrankungen vor. Das Trinken von Moosbeeren- oder Preiselbeersaft (engl. *cranberry juice*) hat sich als wirkungsvolles Mittel erwiesen, um Harnwegsinfektionen vorzubeugen. Der Flavonoidgehalt verarbeiteter Lebensmittel ist um etwa 50 % niedriger als der frischer, unverarbeiteter Lebensmittel. Grund dafür ist jedoch nicht die Hitzeeinwirkung, da Flavonoide relativ hitzestabil sind: Vielmehr werden die Flavonoide ausgewaschen und durch lange Lagerungszeiten abgebaut.

Wie auch bei anderem Obst und bei Gemüse wirkt sich der Erntezeitpunkt auf den Nährstoffgehalt der Beerenfrüchte aus. Wenn die Früchte ausreichend Zeit zum Reifen haben, steigt der Gehalt an Vitaminen und Polyphenolen an. Auch aus diesem Grund sollten Beerenfrüchte möglichst während der Saison, aus regionaler Erzeugung und als unerhitzte Frischkost gegessen werden.

Merke: Hab Rechtes stets in Speis und Trank, dann wirst du alt und selten krank.

14. Wie wichtig sind Kartoffeln und andere Knollenfrüchte in unserer Ernährung? Kartoffeln und andere Knollenfrüchte wie Süßkartoffeln, Maniok, Yamswurzeln und Taro zählen zu den stärkereichen Lebensmitteln. Sie sind beinahe fettfrei und haben einen hohen Wassergehalt. Für einige Nährstoffe weisen Kartoffeln eine hohe Nährstoffdichte auf, wie für die Vitamine C, B_1 und Niacin sowie für die Mineralstoffe Kalium und Magnesium. Außerdem liefern sie wertvolle Ballaststoffe und hochwertiges Protein.

Bis in die 1960er Jahre waren Kartoffeln auch in Deutschland ein wichtiges Grundnahrungsmittel, das fast täglich auf dem Speiseplan stand. Mit steigendem Wohlstand und durch ein unbegründetes schlechtes Image der Kartoffel als «Dickmacher» sank der Verbrauch jedoch kontinuierlich. Heute wird nur noch etwa die Hälfte der Menge von 1960 verzehrt, davon entfällt fast die Hälfte auf verarbeitete Kartoffelprodukte wie Pommes frites, Püree, Knödel und Chips.

Gerade bei gebratenen und frittierten Kartoffelerzeugnissen verschlechtert sich die Nährstoffdichte deutlich, denn der Fettanteil kann bis zum Zehnfachen ansteigen. Auch das Kochen von geschälten Kartoffeln (Salzkartoffeln) verringert den Nährstoffgehalt, da Vitamine und Mineralstoffe durch Schälen und Auslaugen ins Kochwasser verloren gehen. Besonders nährstoffschonend ist die Zubereitung in Form von Pellkartoffeln. Das Dämpfen in wenig Wasser führt zu den geringsten Verlusten an wertvollen Inhaltsstoffen.

Pellkartoffeln enthalten auch kein Acrylamid. Acrylamid entsteht, wenn Stärke und Protein trocken erhitzt und hohen Temperaturen (> 180 °C) ausgesetzt werden, also besonders beim Braten, Backen, Frittieren und Rösten. Insbesondere Kartoffelerzeugnisse wie Chips, Pommes frites und gebackene Kartoffeln weisen hohe Gehalte an Acrylamid auf. In gekochten oder gedünsteten Kartoffeln hingegen wurde bisher kein Acrylamid nachgewiesen.

Weltweit gibt es über 5000 Kartoffelsorten, davon gelangt aber nur ein Bruchteil bei uns in den Handel. In vielen Naturkostfachgeschäften werden jedoch spezielle Kartoffelsorten angeboten. Hierzu zählen alte Sorten, die besonders gut an die regionalen Boden- und Klimaverhältnisse angepasst sind oder mit ungewöhnlichen Formen, Farben und vielfältigen Geschmacksausprägungen aufwarten können. Auch andere Knollenfrüchte wie etwa Süßkartoffeln, Yamswurzeln, Taro, Maniok oder Topinambur, die in vielen Regionen der Welt die Grundernährung der Bevölkerung sichern, können unseren Speiseplan erweitern.

Kartoffeln und andere Knollenfrüchte sind gute Kohlenhydratlieferanten, sie sind günstig für die Fettbilanz und enthalten zahlreiche Mikronährstoffe. Sie leisten einen wertvollen Beitrag für unsere Ernährung, sind relativ preiswert und im Rahmen einer ausgewogenen Ernährung keine Dickmacher.

15. Welche Getreide sollten täglich gegessen werden? Seit Jahrtausenden stellen die verschiedenen Getreidearten die wichtigste Nahrungsgrundlage für den größten Teil der Menschheit dar. Weltweit stammen fast die Hälfte der aufgenommenen Nahrungsenergie und etwa 40 % des verzehrten Proteins aus Getreide und Getreideprodukten. Sieben Getreidearten werden für die Ernährung genutzt (Weizen, Roggen, Hafer, Gerste, Reis, Mais und Hirse). Hinzu kommen Ursprungsformen des Weizens wie Dinkel, Einkorn, Emmer und Kamut. Grünkern ist in der Milchreife geernteter und gedarrter Dinkel, Triticale ist eine Kreuzung aus Weizen und Roggen. Neben den genannten Getreidearten, die botanisch zu den Gräsern zählen, werden auch weitere Pflanzen wie Getreide verwendet, obwohl sie zu anderen botanischen Familien gehören. Hierzu zählen beispielsweise Buchweizen sowie die in Südamerika beheimateten Gewächse Quinoa und Amaranth.

Getreide sollte in Form von Vollkornprodukten möglichst täglich gegessen werden, da es wesentlich zu unserer Versorgung mit

Nahrungsenergie, Ballaststoffen, sekundären Pflanzenstoffen sowie fast allen essenziellen Nährstoffen beiträgt. Ein hoher Verzehr von Vollkornprodukten schützt vor Herz-Kreislauf-Erkrankungen, Bluthochdruck, Typ-2-Diabetes und Krebs. Neben Kohlenhydraten und Protein liefert Vollgetreide reichlich Vitamine wie B_1, B_2, B_6, Niacin, Pantothensäure, Folat und Vitamin E sowie die Mineralstoffe Kalium, Magnesium, Eisen, Zink, Kupfer, Mangan und Chrom.

Da sich Vitamine, Mineralstoffe und Ballaststoffe vorwiegend in den Randschichten und im Keim des Getreidekorns befinden, verringert sich der Nährstoffgehalt durch Schälen der Getreidekörner und einen niedrigen Ausmahlungsgrad erheblich (→ Frage 44). Auch durch Hitzeeinwirkung beim Kochen und Backen werden Nährstoffe zerstört, insbesondere hitzeempfindliche Vitamine und sekundäre Pflanzenstoffe. Aufgrund der höheren Ausgangsgehalte verbleibt aber in Vollkornbrot eine deutlich höhere Konzentration an Vitaminen und Mineralstoffen als in Weißbrot. Durch die Verwendung des vollen Korns lassen sich somit die Nährstoffverluste weitgehend vermeiden.

«Vollkorn» bedeutet jedoch nicht, dass vorwiegend oder ausschließlich ganze Körner gegessen werden sollen. Auch Vollkornbrot kann aus sehr fein gemahlenem Mehl bestehen. Wichtig ist, dass Vollkornprodukte aus gemahlenen, geschroteten, geflockten oder gekeimten *vollständigen* Getreidekörnern hergestellt werden. Der Art der Zubereitung sind dabei kaum Grenzen gesetzt: Aufläufe, Bratlinge, Brei, Grütze, Vollkornbrot und -brötchen, Vollkornnudeln, Vollkornflocken, Vollkornfeinbackwaren usw. Als ganzes gekochtes Korn (z. B. Vollkornreis) oder grob geschrotet (z. B. Bulgur) ist Getreide eine hervorragende Ergänzung für Gemüse- oder Hülsenfruchtgerichte. Ein Teil des Getreides kann auch in Form von Frischkorn(-Müsli) aus unerhitztem Vollgetreide gegessen werden, je nach Wunsch und Bekömmlichkeit frisch geflockt, geschrotet oder gequetscht und eingeweicht oder auch gekeimt.

Die verschiedenen Getreidearten und Zubereitungsformen bieten vielfältige kulinarische Möglichkeiten, besonders wenn die ganze Vielfalt genutzt wird. Auf diese Weise sind abwechselnde Geschmackserlebnisse möglich, außerdem werden die zahlreichen Inhaltsstoffe, die in den Getreidearten in unterschiedlicher Konzentration enthalten sind, genutzt.

16. Warum darf man Bohnen und andere Hülsenfrüchte nicht roh verzehren? Zu den Hülsenfrüchten zählen botanisch die reifen, getrockneten Samen von Schmetterlingsblütlern (Leguminosen) wie Bohnen, Erbsen, Kichererbsen und Linsen, aber auch Erdnüsse. Die halbreifen, samentragenden Hülsen von Bohnen und Erbsen, wie etwa Busch- oder Stangenbohnen und Zuckererbsen, werden hingegen zum Gemüse gezählt. Die meisten Hülsenfrüchte (Ausnahme Erdnüsse) enthalten in rohem Zustand natürliche Giftstoffe, die zu schweren Gesundheitsschäden führen können.

Lektine, wie das *Phasin*, bewirken ein Verklumpen der roten Blutkörperchen, sodass es zu einer Beeinträchtigung des Sauerstofftransports kommt. Außerdem kann sich der Giftstoff an die Darmzotten heften und dort zu Stoffwechselstörungen führen. Phasin kommt vor allem in verschiedenen aus Mittel- und Südamerika stammenden Bohnenarten vor. Hierzu zählen die Gartenbohne (Stangenbohne und Buschbohne), weiße Bohnen, rote Kidneybohnen, Feuerbohnen, Limabohnen und andere. Aber auch weitere Hülsenfrüchte, wie die aus Asien stammende Dicke Bohne (Saubohne, Pferdebohne) und die Kichererbse, enthalten Phasin. Erste Symptome einer Vergiftung sind Erbrechen, Durchfall sowie Magen- und Darmbeschwerden. Bei besonders phasinreichen Bohnenarten, wie der roten Kidneybohne, genügen vier bis fünf rohe Bohnenkerne, um bei Erwachsenen Symptome auszulösen. In schweren Vergiftungsfällen kommt es zu Blutungen im Magen-Darm-Bereich oder sogar zum Tod. Durch Hitzeeinwirkung wird der Giftstoff weitgehend zerstört, deshalb sollten getrocknete Hülsenfrüchte immer nur gegart verzehrt werden. Auch beim Keimvorgang wird ein Teil des Phasins abgebaut.

Verschiedene Hülsenfrüchte, vor allem die Limabohne, enthalten giftige Blausäureverbindungen. *Blausäure* ist eine hochtoxische Substanz, die die Zellatmung hemmt und auf diese Weise zum Tod führen kann. Die Blausäure in Hülsenfrüchten wird nach dem Einweichen und der Zellzerstörung durch spezielle Enzyme beim Kauen freigesetzt. Aus diesem Grund sollte man Hülsenfrüchte immer ausreichend kochen, damit die entsprechenden Enzyme durch Hitze zerstört werden und entstandene Blausäure sich verflüchtigt. Das Koch- und Einweichwasser sollte man, vor allem bei Limabohnen, wegschütten. Wegen des verbleibenden Gehalts gesundheitsschädlicher Inhaltsstoffe ist es empfehlenswert, gekeimte Hülsenfrüchte vor dem Verzehr zu blanchieren.

Gegarte Hülsenfrüchte dürfen deutlich öfter als derzeit üblich gegessen werden, denn sie weisen eine hohe Nährstoffdichte auf und sind aufgrund ihres Gehalts an Ballaststoffen und sekundären Pflanzenstoffen wertvolle Lebensmittel. Sie sind die proteinreichsten aller Lebensmittel, liefern komplexe Kohlenhydrate sowie reichlich Vitamine der B-Gruppe sowie Magnesium, Kalium und Eisen. Ein häufiger Verzehr von Hülsenfrüchten senkt das Risiko für Übergewicht, Herz-Kreislauf-Erkrankungen, Diabetes mellitus Typ 2 und Krebs. Zudem sind sie besonders für Diabetiker geeignet, da sie den Blutzucker nur sehr langsam ansteigen lassen.

Merke: Was den Schmied nährt, zerreißt den Schneider. *(Sebastian Kneipp)*

17. Welche gesundheitsfördernden Wirkungen haben Nüsse?

Trotz des relativ hohen Fettgehalts sind Nüsse besonders wertvolle Lebensmittel. Ein regelmäßiger Verzehr von Nüssen, etwa 20 bis 25 Gramm vier- bis fünfmal pro Woche, wirkt sich günstig auf die Prävention von Herz-Kreislauf-Erkrankungen aus. Mit häufigem Nussverzehr sinkt das Risiko, einen Herzinfarkt zu erleiden oder an anderen Herzkrankheiten zu sterben.

Verschiedene Inhaltsstoffe sind für die gesundheitsfördernde Wirkung von Nüssen verantwortlich. Das günstige Fettsäuremuster mit einfach und mehrfach ungesättigten Fettsäuren, besonders die α-Linolensäure, senkt den Gesamt- sowie den LDL-Cholesterinspiegel im Blut. Ein hoher Cholesterinspiegel ist ein wesentlicher Risikofaktor für Herz-Kreislauf-Erkrankungen. Als weitere wertvolle Inhaltsstoffe in Nüssen gelten Ballaststoffe, die Vitamine E und Folat, die Mineralstoffe Calcium, Magnesium und Kalium, die Aminosäure Arginin sowie sekundäre Pflanzenstoffe wie Phytosterole und Polyphenole.

Nussverzehr senkt nicht nur die Blutfettwerte, sondern hat auch eine entzündungshemmende Wirkung und beeinflusst die Funktion der Blutgefäße positiv. Nüsse zählen zu den Lebensmitteln mit dem höchsten Gehalt an antioxidativen Substanzen. Antioxidanzien, wie Vitamin E und sekundäre Pflanzenstoffe, verhindern, dass das im Blut zirkulierende LDL-Cholesterin durch freie Radikale oxidiert und damit geschädigt wird. Oxidiertes LDL-Cholesterin trägt zur Entstehung der Arterienverkalkung, der Arteriosklerose, bei, einer der wesentlichen Ursachen für Herz-Kreislauf-Erkrankungen.

Die Befürchtung, dass ein vermehrter Konsum von Nüssen aufgrund des hohen Gehalts an Fett und Nahrungsenergie die Entstehung von Übergewicht begünstigt, hat sich nicht bestätigt. Im Gegenteil hat sich gezeigt, dass ein regelmäßiger Nussverzehr das Risiko für eine Gewichtszunahme, unter anderem aufgrund des Sättigungseffekts, reduziert. Es ist jedoch empfehlenswert, Nüsse nicht zusätzlich zu der üblichen Kost zu verzehren, sondern anstelle von Produkten mit einem hohen Anteil gesättigter Fettsäuren wie fettreiche tierische Lebensmittel, Snacks oder Süßigkeiten.

Neben den gesundheitsfördernden Wirkungen sind Nüsse gute Lieferanten verschiedener Nährstoffe. Dabei ist insbesondere der hohe Gehalt an gut verfügbarem Calcium, Zink und Selen (Paranüsse!) zu nennen. Nüsse stellen somit eine gesunde und wohlschmeckende Ergänzung unseres täglichen Speiseplans dar.

18. Welche Ölsaaten sind für den Verzehr geeignet?

Als Ölsaaten oder Ölsamen werden die Samen verschiedener Pflanzenarten bezeichnet, aus denen Speiseöl gewonnen werden kann (Baumwollsaat, Hanfsamen, Leinsamen, Rapssamen, Sojabohnen, Traubenkerne u. a.). Für den Direktverzehr sind in erster Linie Sonnenblumenkerne, Mohn, Kürbiskerne, Sesam, Leinsamen und Hanfsaat geeignet.

Ölsaaten sind beliebt zum Bestreuen von Brot oder als Müsli-Zutat. Aber auch als Knabberei zwischendurch, etwa im Studentenfutter, werden sie gerne verzehrt. Ölsaaten sind reich an einfach und mehrfach ungesättigten Fettsäuren und gute Quellen für die beiden essenziellen Fettsäuren Linolsäure und α-Linolensäure. Einfach und mehrfach ungesättigte Fettsäuren schützen vor Herz-Kreislauf-Erkrankungen (→ Frage 72), insbesondere, wenn dafür weniger gesättigte Fettsäuren aufgenommen werden. Diese sind überwiegend in tierischen Lebensmitteln enthalten.

Darüber hinaus weisen Ölsaaten einen hohen Gehalt an Vitamin E, den Vitaminen der B-Gruppe sowie an Kalium, Magnesium, Zink und Kupfer auf. Zudem tragen sie zur Versorgung mit Calcium und Eisen bei. Der Ballaststoffgehalt ist mit der höchste unter allen pflanzlichen Lebensmitteln. Ballaststoffe wirken verdauungsfördernd, und ihre bioaktiven Substanzen, die Phytosterine, tragen zur Normalisierung des Cholesterinspiegels bei.

Allerdings sind die wertvollen Inhaltsstoffe der meisten Ölsaaten nicht ohne Weiteres für den Menschen zugänglich. Da Samen, so auch die Ölsaaten, der Fortpflanzung und Verbreitung der eigenen Art dienen, enthalten sie den Keim der neuen Pflanze. Um diesen wertvollen Keim zu schützen, sind Sonnenblumen- und Kürbiskerne beispielsweise in Schalen «verpackt» und erst nach dem Schälen zum Verzehr geeignet. Leinsaat enthält Schleimstoffe, die dafür sorgen, dass die Samen unbeschädigt unser Verdauungssystem (oder das von Tieren) passieren, damit sie anschließend auskeimen können.

Da die geschälten Ölsaaten meist nur unzureichend gekaut werden oder teilweise zu klein zum Kauen sind, bleibt ein größerer Teil der Inhaltsstoffe für den Körper unzugänglich. Deshalb ist es sinnvoll, Ölsaaten vor dem Verzehr mechanisch aufzuschließen, um die enthaltenen gesundheitsfördernden Inhaltsstoffe optimal aufnehmen zu können. Dabei können die Ölsaaten grob geschrotet werden, am besten in einer speziellen Ölmühle oder einer Getreidemühle, die auch Ölsaaten verarbeiten kann. Noch schonender ist das Quetschen in geeigneten Flockenquetschen.

Die in Ölsaaten reichlich enthaltenen mehrfach ungesättigten Fettsäuren, insbesondere die Linolsäure, können durch Sauerstoff leicht oxidiert werden. Dabei werden die Samen ranzig und schmecken bitter. Um dies zu vermeiden und auch die Nährstoffverluste möglichst gering zu halten, ist es empfehlenswert, die Ölsaaten erst kurz vor dem Verzehr zu schroten. So können sie auch für einige Wochen in dunklen Gläsern verschlossen im Kühlschrank aufbewahrt werden.

19. Welche Rolle spielen Gewürze und Kräuter für die Gesundheit? Aufgrund ihres natürlichen Gehalts an charakteristischen Geschmacks- und Geruchsstoffen werden Gewürze und Kräuter als würzende Zutaten bei der Lebensmittelzubereitung, aber auch bei der Konservierung von Lebensmitteln geschätzt. Als *Gewürze* werden meist trockene Teile von Pflanzen bezeichnet, wie Wurzeln, Rinden, Knospen, Blüten, Früchte, Samen oder Teile davon. Beispiele für Gewürze sind Ingwer, Zimt, Nelken, Kümmel, Muskatnuss, Pfeffer, Senfsaat oder Wacholderbeeren. *Kräuter* hingegen sind Blätter, Blüten, Sprossen oder Teile davon, die Speisen in frischem, getrocknetem oder tiefgefrorenem Zustand zugegeben werden, um Geschmack und Geruch zu verfeinern. Beispiele für Kräuter sind Schnittlauch, Petersilie, Basilikum, Kerbel, Bohnenkraut, Dill, Lorbeer, Thymian oder Rosmarin. Die Abgrenzung zwischen Kräutern und Gewürzen ist nicht immer möglich.

Auf Gewürze tierischen und mineralischen Ursprungs, wie Fischsaucen und Salz, soll hier nicht weiter eingegangen werden, da sie sich in Zusammensetzung und Wirkungsweise deutlich von den pflanzlichen Gewürzen und Kräutern unterscheiden.

Insbesondere frische Kräuter wie Petersilie und Schnittlauch können einen, wenn auch geringen Beitrag zur Versorgung mit Vitaminen und Mineralstoffen leisten. So hat beispielsweise Petersilie einen sehr hohen Eisengehalt. Aufgrund der üblicherweise kleinen Verzehrsmengen spielt dieser in der Praxis aber kaum eine Rolle.

Gewürze und Kräuter sind aber auch reich an sekundären Pflanzenstoffen (→ Frage 38). Neben ätherischen Ölen, scharf schmeckenden Substanzen, Harzen und Bitterstoffen zählen dazu auch Phytohormone und Gerbstoffe. Diese Substanzen entfalten zahlreiche Wirkungen auf den Organismus. Sie regen die Speichelbildung an, beeinflussen das Verdauungssystem, die Leber sowie das Kreislaufsystem und die Harnorgane. Der Großteil der beschriebenen gesundheitlichen Wirkungen beruht auf Erfahrungsberichten oder traditionell begründeten Anwendungen.

Die Speichelbildung erleichtert das Kauen und Schlucken, schützt die Mundschleimhaut vor Schädigung, kann die Kariesbildung hemmen und Krankheitserreger abwehren. Bei gewürzten Speisen kann die Speichelbildung bis zu dreimal höher als bei ungewürzten Gerichten liegen. Besonders speichelfördernd sind Chili, Pfeffer, Ingwer, Curry und Senf.

Im Magen-Darm-Trakt wirken Anis, Kümmel und Fenchel gegen Blähungen. Nelken, Estragon, Kresse und Kümmel verbessern die Durchblutung der Magen- und Darmschleimhaut, was zu einer Förderung der appetit- und verdauungsanregenden Magensaftsekretion führt.

Kreislauffunktionen lassen sich ebenfalls durch Gewürze beeinflussen. Scharfe Gewürze wie Chili und scharfer Paprika können das Herzschlagvolumen erhöhen und eine Erweiterung der Blutgefäße bewirken. Knoblauch wirkt antibakteriell und verbessert die Fließeigenschaften des Blutes.

Die Harnorgane werden, im Sinne einer harntreibenden Wirkung, von Borretsch, Kerbel, Wacholder, Estragon, Liebstöckel und Sellerie beeinflusst.

Neben diesen Wirkungen und der Aromatisierung von Speisen hat der phantasievolle Einsatz von Gewürzen und Kräutern den günstigen Nebeneffekt, dass die Verwendung von Salz, von dem die meisten Menschen zu viel aufnehmen, deutlich reduziert wird.

20. Wie können wir am besten unseren Bedarf an Flüssigkeit decken?

Flüssigkeiten bestehen in erster Linie aus Wasser, das im Allgemeinen nicht als Nährstoff angesehen wird, obwohl es beim Bedarf des Menschen an lebenswichtigen Substanzen mengenmäßig an erster Stelle steht. Ein wichtiger Vorteil der Flüssigkeitszufuhr über Trink- und Mineralwasser liegt darin, dass sie keine Nahrungsenergie enthalten.

Der durchschnittliche Flüssigkeitsbedarf liegt für Erwachsene bei etwa zwei Litern pro Tag. Diese Menge ist allerdings individuell recht unterschiedlich, da Körpergewicht, Umgebungstemperatur, körperliche Aktivität, Gesundheitszustand, Alter und Ernährung einen erheblichen Einfluss ausüben können. Das natürlich gebundene und das der Kost durch Zubereitung zugefügte Wasser können etwa 60–70 % des Nahrungsgewichts betragen. Viele Lebensmittel bestehen zum größten Teil aus Wasser, wie Gemüse und Obst, deren Wassergehalt in frischem Zustand zwischen 70 und 95 % liegt. Bei einem hohen Verzehr von frischem Gemüse und Obst kann man die tägliche Trinkmenge entsprechend vermindern.

Die üblichen Getränke sind im unterschiedlichen Maß zur Deckung des Flüssigkeitsbedarfs geeignet:

Ungesüßte *Kräuter- und Früchtetees* enthalten kaum Energie, ihre Aromen bringen als Kalt- oder Heißgetränk eine angenehme Abwechslung. *Heilkräutertees* sollten wegen zahlreicher Inhaltsstoffe mit Arzneiwirkung nicht über längere Zeit zum Durstlöschen getrunken werden.

Frucht- und Gemüsesäfte enthalten viele Mineralstoffe und Vitamine. Als Saft darf nur ein Getränk bezeichnet werden, das zu 100 % aus dem Fruchtsaft und Fruchtfleisch der entsprechenden Früchte stammt. Frisch gepresste Direktsäfte enthalten keine weiteren Zutaten und sollten bevorzugt verwendet werden. Zutaten zu Gemüsesäften sind unter anderem Salz, Essig, Gewürze und Kräuter. Frucht- und Gemüsesäfte sollten zum Durstlöschen verdünnt getrunken werden. Allerdings bieten Säfte keinen vollwertigen Ersatz für frisches Gemüse und Obst. Auch mit Vitaminen oder Mineralstoffen angereicherte Säfte können Ernährungsfehler nicht ausgleichen.

Fruchtnektare und Fruchtsaftgetränke sind mit Wasser verdünnt und enthalten nur noch zwischen 6 und 50 % Fruchtanteil. Zudem dürfen sie mit Süßungsmitteln wie Haushaltszucker (Saccharose), Glukosesirup oder Fruktose gesüßt werden.

Limonaden und Cola-Getränke werden vorwiegend mit Zitronensäure, teilweise auch mit Phosphorsäure gesäuert. Außerdem erfolgt ein Zusatz von Kohlensäure; weitere Zusatzstoffe können beispielsweise Zuckercouleur, Koffein, Chinin und Konservierungsmittel sein.

Gesüßte Instantgetränke wie Brausen oder Zitronentee setzen sich vorwiegend aus Wasser, isolierten Zuckern und Geschmacksstoffen zusammen.

Sportlergetränke enthalten teilweise Fruchtsaftanteile; es werden unterschiedliche Mengen an Mineralstoffen und/oder Vitaminen zugesetzt. Wird kein Hochleistungssport betrieben, lassen sich die beim Sport verbrauchten Kohlenhydrate und die mit dem Schweiß ausgeschiedenen Mineralstoffe ohne Abstriche an Effizienz mit 1:1 verdünnten Fruchtsäften ersetzen.

Energy-Drinks enthalten neben Wasser und Zucker bzw. Süßstoff auch Koffein, Taurin oder Myo-Inositol. Diese Zutaten sollen eine leistungssteigernde oder aufputschende Wirkung erzielen.

Aufgrund der starken Verarbeitung, des hohen Gehalts an Süßungsmitteln und zumeist auch Zusatzstoffen sollten Fruchtnektare, Fruchtsaftgetränke, Limonaden, Cola-Getränke, Energy-Drinks sowie Instant- und Sportlergetränke gemieden werden.

Bohnenkaffee, grüner und schwarzer Tee sowie Kakao enthalten Koffein, das eine anregende Wirkung ausübt. Tannine und Chlorogensäure in Kaffee und schwarzem Tee reduzieren die Eisenresorption aus der Nahrung. Grüner und schwarzer Tee enthalten teilweise reichlich Fluor; Kakao enthält zusätzlich Theobromin, welches ebenfalls eine leicht anregende Wirkung besitzt. In Kakao ist relativ viel Oxalsäure enthalten, das Calcium bindet und den Knochenaufbau behindert. Koffeinhaltige Getränke sind als Durstlöscher weniger geeignet und sollten nicht zu Hauptmahlzeiten und nicht in größeren Mengen getrunken werden.

Alkoholische Getränke können nachteilige, gesundheitsschädliche Auswirkungen und soziale Folgen haben. Bei vielen Männern trägt Alkohol durchschnittlich etwa 5 % zur meist bereits überhöhten Energieaufnahme bei. Chronischer Alkoholkonsum fördert die

Entstehung von Erkrankungen der Leber und Bauchspeicheldrüse, Bluthochdruck, Herzmuskelstörungen, Krebs und schädigt das Nerven- und Immunsystem. Ein mäßiger Alkoholkonsum senkt bei gesunden Erwachsenen das Risiko für Herz-Kreislauf-Erkrankungen, erhöht den HDL- und senkt den LDL-Cholesterinspiegel im Blut und mindert die Thrombosegefahr. Die bisherigen Erkenntnisse reichen aber nicht aus, Alkohol grundsätzlich als gesundheitsfördernd zu empfehlen.

Merke: Wasser, in mäßigen Mengen getrunken, schadet nicht. *(Mark Twain)*

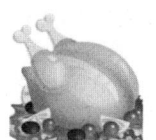

Lebensmittel vom Tier haben ihren Wert – und ihren Preis

21. Braucht der Mensch tierische Produkte, um seinen Eiweißbedarf zu decken? Bei der sehr heterogenen Gruppe der tierischen Lebensmittel gibt es große Unterschiede im Nährstoffgehalt. Der gesundheitliche Nutzen ist von der jeweiligen Art des tierischen Lebensmittels (z. B. Milch oder Fleisch), der Tierhaltung (z. B. ökologisch oder konventionell) und dem Verarbeitungsgrad (z. B. Rohmilch oder Sterilmilch) abhängig. Im Unterschied zu den meisten pflanzlichen Lebensmitteln liefern insbesondere verarbeitete tierische Lebensmittel meist viel Energie in Form von Fetten und Proteinen.

Rotes Fleisch stammt von Säugetieren und ist nicht nur sehr proteinhaltig, sondern hat auch eine sehr hohe Nährstoffdichte für die Vitamine B_1, B_6 und B_{12} sowie für Eisen, Zink und Selen. Dabei handelt es sich im Wesentlichen um diejenigen Nährstoffe, mit denen bestimmte Bevölkerungsgruppen eher unterversorgt sein können, wenn das Essen nicht abwechslungsreich und ausgewogen zusammengestellt wird.

Geflügelfleisch enthält – abgesehen von Ausnahmen – relativ wenig Fett, vor allem viel essenzielle Aminosäuren und reichlich Vitamin B_1, B_2 und B_{12} sowie Niacin und Eisen. Hühnersuppe gilt als altes Hausmittel gegen Erkältung und Infektionen. Diese Wirkung ist wohl auf entzündungshemmende Stoffe zurückzuführen.

Milch und Milchprodukte sind aufgrund ihres hohen Fettgehaltes eine der Hauptquellen für Nahrungsenergie in Wohlstandsgesellschaften und tragen zu deren überhöhter Zufuhr bei. Dennoch leisten sie aufgrund ihres spezifischen Nährstoffprofils einen wichtigen Beitrag zur gesunden Ernährung. Neben den Bausteinen der Proteine, den essenziellen Aminosäuren, und den Fettsäuren sind Milch und daraus hergestellte Produkte eine wichtige Quelle für Calcium, Vitamin B_2 und Vitamin B_{12}. In Milch findet sich zudem die einzige nennenswerte Quelle für tierische Kohlenhydrate in Form von Milchzucker (Laktose), die von Erwachsenen aber nicht immer vertragen wird.

Eier zeichnen sich durch einen hohen Gehalt an essenziellen Aminosäuren und den Vitaminen A, B_2 und B_{12} sowie Eisen und Kalium aus, liefern aber gleichzeitig viel Cholesterin.

Fisch enthält neben essenziellen Aminosäuren vor allem das natürlicherweise nur in Meerestieren in ausreichenden Mengen vorkommende Jod und ist wichtiger Lieferant für die sogenannten Omega-3-Fettsäuren, die bei der Vorbeugung vieler Erkrankungen eine positive Rolle spielen (→ Frage 29). Zusätzlich enthalten fast alle Fische im Vergleich zu rotem Fleisch wenig gesättigte Fette und wenig Eisen, was sich positiv auf das Risiko für Herz-Kreislauf-Erkrankungen und Krebserkrankungen auswirken soll. Fettfische zeichnen sich zudem durch einen hohen Gehalt an den Vitaminen A und D aus.

In tierischen Lebensmitteln finden sich keine Ballaststoffe und sekundäre Pflanzenstoffe nur in Ausnahmen. So sind in Eigelb beispielsweise Carotinoide enthalten, die die Hühner über das Futter aufnehmen. Auch in Krebstieren und einigen Fischarten (z. B. Lachs, Bachforelle) finden sich sekundäre Pflanzenstoffe, die die Fische wiederum mit Algen aufnehmen.

22. Warum ist der Verzehr tierischer Lebensmittel nicht immer zu empfehlen?
Mit tierischen Lebensmitteln werden neben gesundheitsfördernden auch problematische Substanzen aufgenommen. Dazu zählen insbesondere die Purine, Cholesterin, gesättigte Fettsäuren und die Arachidonsäure. Neben diesen problematischen Substanzen finden sich auch gesundheitsabträgliche Stoffe, die durch die Verarbeitung entstehen. Zudem können tierische Lebensmittel – genau wie pflanzliche – mit Schadstoffen aus der Umwelt kontaminiert sein. In bestimmten Innereien finden sich diese Schadstoffe in so hohen Konzentrationen, dass von deren Verzehr abgeraten werden muss.

Purine sind Bestandteile der Nukleinsäuren. Purinreich sind neben allen Fleisch- und Fischarten insbesondere Innereien wie Leber und Nieren, aber auch Hülsenfrüchte. Purinreiche Lebensmittel erhöhen die Harnsäurekonzentration im Körper und können so zum Risiko für Gicht beitragen. Milch und Eier sind purinfrei und werden deshalb diätetisch bei Gicht eingesetzt.

Cholesterin ist ein wichtiger Ausgangsstoff für körpereigene Gallensäuren und Steroidhormone und kann im Körper selbst gebildet werden. Bei überhöhter körpereigener Synthese, aber auch bei längerfristiger zu hoher Zufuhr über die Nahrung kann es zu erhöhten Cholesterinwerten kommen, die einen Risikofaktor für Herz-Kreislauf-Erkrankungen darstellen. Eier haben einen hohen Cholesteringehalt, der mit etwa 400 mg/100 g weit über dem Cholesteringehalt von Fleisch mit 45–65 mg/100 g liegt.

Gesättigte Fette kommen reichlich in den meisten tierischen Lebensmitteln, aber auch in Avocados und Kokosfett vor. Sie tragen zu einem Risiko für Fettstoffwechselstörungen, Arteriosklerose und möglicherweise Tumoren bei.

Arachidonsäure kann Entzündungsreaktionen im Körper auslösen oder verstärken. Deshalb ist bei rheumatoider Arthritis das Meiden von tierischen Lebensmitteln eine wichtige diätetische Maßnahme.

Bei der *Verarbeitung* von tierischen Lebensmitteln können Stoffe entstehen, die zu gesundheitlichen Nachteilen führen, beispielsweise kanzerogene Stoffe. So kommt es bei Fleisch oder Wurst, die mit Nitritpökelsalz verarbeitet wurden, durch die Verbindung von Nitrit und Aminen möglicherweise zur Entstehung sogenannter Nitrosamine. Viele Bio-Betriebe setzen bewusst kein Nitritpökelsalz bei der Verarbeitung von Fleischwaren ein.

Die Zubereitungsart spielt bei Fleisch hinsichtlich des Krebsrisikos eine wesentliche Rolle. Beim Grillen und Braten entstehen heterozyklische Amine und polyzyklische aromatische Kohlenwasserstoffe, die die Krebsentstehung möglicherweise begünstigen (→ Frage 45). Gleiches gilt für geräucherte Fleischwaren.

Neben diesen unerwünschten Stoffen können tierische Lebensmittel teilweise mit Schadstoffen kontaminiert sein. Dabei handelt es sich zum einen um Mikroorganismen (z. B. Salmonellen, Campylobacter, Listerien, enterohämorrhagische Escherichia coli), mikrobielle Toxine (z. B. Ochratoxin A), Parasiten (z. B. Fadenwürmer), die vor allem durch mangelnde Hygiene bei der Verarbeitung vorkommen. Zum anderen können sich Umweltkontaminanten (z. B. DDT, PCB, Dioxin, Blei, Cadmium, Quecksilber, Cäsium) im Tiergewebe anreichern. Die Belastung ist aber in den letzten Jahren deutlich zurückgegangen. Außerdem können auch Schadstoffe aus der Tierhaltung (z. B. Tierarzneimittel, Hormone, Antibiotika, Pestizide) in tierischen Lebensmitteln vorhanden sein. Hier ist die Form der Tierhaltung entscheidend. Bei ökologischen Betrieben ist der Einsatz von Hormonen und Antibiotika zur Vorbeugung oder Mastbeschleunigung verboten.

Übrigens: Die Wahrheit ist dem Menschen zumutbar.

23. Wie viel Fleisch braucht der Mensch, um seinen Bedarf an Eiweiß/Protein zu decken? Der Mensch benötigt im Grunde kein Fleisch, um seinen Eiweißbedarf zu decken. Der Körper benötigt lediglich die unentbehrlichen Proteinbausteine, die essenziellen Aminosäuren, die sowohl in tierischen als auch pflanzlichen Lebensmitteln enthalten sind. Zur Sicherstellung der Versorgung mit essenziellen Aminosäuren ist die Nahrungsquelle also nachrangig, solange eine bedarfsgerechte Zufuhr gewährleistet ist.

Eine Eiweißzufuhr in Höhe von 0,8 Gramm pro Kilogramm Körpergewicht (g/kg) ist ausreichend, um den Tagesbedarf des gesunden Erwachsenen an essenziellen Aminosäuren zu decken. Dabei sind bereits Sicherheitszuschläge berücksichtigt, welche die biologische Verfügbarkeit sowie die Qualität der Proteine mit einbeziehen. Selbst bei Ausdauer- und Kraftsportlern ist diese Menge in der Regel völlig ausreichend. Nur in der Phase des Muskelaufbaus und im Hochleistungssport wird etwas mehr gebraucht, was sich über die höhere Nahrungsmenge aber leicht decken lässt. Die tatsächliche tägliche Proteinzufuhr liegt in Deutschland durchschnittlich deutlich über dem Bedarf, insbesondere bei jungen Männern.

Die Qualität von Proteinen in Lebensmitteln wird durch die sogenannte *biologische Wertigkeit* ausgedrückt. Diese besagt, mit welcher Effizienz der Körper Nahrungsprotein in körpereigenes Protein umwandeln kann. Je ähnlicher das Lebensmittelprotein in seiner Zusammensetzung dem Bedarf des Menschen an essenziellen Aminosäuren entspricht, desto höherwertiger ist es. Tierische Lebensmittel wie Milch, Eier oder Fleisch bestehen aus hochwertigen Proteinen, die vom Körper entsprechend gut umgewandelt werden können. Die höchste biologische Wertigkeit hat das Protein vom Ei, es wird deshalb als Referenzmaß verwendet. Pflanzliche Proteine sind von unterschiedlicher biologischer Wertigkeit.

Durch die geeignete Kombination pflanzlicher Lebensmittel (z. B. Hülsenfrüchte mit Getreide) lässt sich die biologische Wertigkeit der pflanzlichen Proteine steigern. Bei diesem sogenannten Aufwertungseffekt kann die biologische Wertigkeit des Eiproteins erreicht oder deutlich übertroffen werden. Diese Erkenntnis ist wichtig für Nierenpatienten, die nur wenig Eiweiß essen dürfen. Die zu kombinierenden Lebensmittel müssen nicht in der gleichen Mahlzeit, sie können auch über den Tag verteilt verzehrt werden.

Die höhere biologische Wertigkeit tierischer Proteine spielt bei einer ausreichenden Versorgung kaum eine Rolle, bedeutsam wird sie lediglich bei marginaler Proteinzufuhr oder bei bestimmten Krankheiten. Wichtig zu wissen ist, dass pflanzliche Lebensmittel mit präventiv wirksamen Substanzen wie Ballaststoffen und sekundären Pflanzenstoffen vergesellschaftet sind, wohingegen mit tierischen Produkten eher gesundheitlich unerwünschte Stoffe wie Cholesterin, Purine oder gesättigte Fettsäuren aufgenommen werden. Bedenken sollte man auch, dass zur Produktion von tierischem Protein ein Vielfaches an pflanzlichem Protein erforderlich ist. Dieser Umwandlungsprozess – die sogenannte Veredelung – benötigt viel Energie und Rohstoffe und beeinträchtigt die Umwelt. Sie hat zudem nachteilige Effekte für die Menschen in den armen Ländern des Südens. Denn oftmals werden für gewinnbringende Devisen die Futtermittel auf Flächen angebaut, die dann nicht für die Ernährung der lokalen Bevölkerung zur Verfügung stehen.

24. Welche Nachteile können mit dem Verzehr von rotem Fleisch verbunden sein? Rotes Fleisch stammt von Säugetieren (Schwein, Rind, Büffel, Schaf, Ziege, Kamel) und unterscheidet sich von weißem Fleisch (Geflügel, Fisch) durch seinen deutlich höheren Gehalt an Eisen. Von Ausnahmen abgesehen besteht das Fett in rotem Fleisch zu 40 bis 50 % aus gesättigten Fettsäuren.

Neben den gesättigten Fettsäuren wird der hohe Eisenanteil in rotem Fleisch mit einem erhöhten Herzinfarktrisiko in Verbindung gebracht. Eisen aus Fleisch wird vom Körper schnell und in deutlich höheren Mengen aufgenommen als Eisen aus Pflanzen, auch wenn kein Eisenbedarf besteht. Dieses überschüssige Eisen verbleibt als freies Eisen im Körper, da es keinen Ausscheidungsmechanismus für Eisen gibt. Eisen ist jedoch oxidationsanfällig, das heißt, es entstehen sogenannte freie Radikale, also reaktionsfreudige Verbindungen, die die Gefäßwände schädigen können.

Durch die besagte Bildung von freien Radikalen kann eine Eisenüberladung neben dem Herzinfarktrisiko auch das Krebsrisiko erhöhen. Der in vielen Studien erbrachte Nachweis eines Zusammenhangs zwischen einem häufigen Verzehr von rotem Fleisch und dem Auftreten von Dickdarmkrebs stützt diese These. Dies gilt insbesondere für stark verarbeitete Fleischwaren, deren Verzehr mit dem höchsten Risiko für Enddarmtumoren verbunden ist. Der Verzehr von rotem Fleisch führt außerdem zu einer deutlich höheren Bildung von krebserregenden N-Nitrosoverbindungen im Magen-Darm-Trakt. Dadurch steigt ebenfalls die Gefahr für Dickdarmkrebs. Die wissenschaftliche Eindeutigkeit, Evidenz genannt, für ein erhöhtes Risiko für Dickdarmkrebs wird daher für den Verzehr von rotem Fleisch als *möglich* bzw. für den Verzehr von verarbeiteten Fleischwaren als *wahrscheinlich* bis *überzeugend* eingestuft. Das heißt, der Verzehr von rotem Fleisch führt möglicherweise zu einem erhöhten Dickdarmkrebsrisiko, und der Verzehr von verarbeiteten Fleischwaren erhöht das Risiko darüber hinaus.

Eine bedeutende Rolle spielt offenbar auch der Grad der Verarbeitung von Fleisch. So hängt das krebsauslösende Potenzial von rotem Fleisch mit Substanzen zusammen, die im Verarbeitungsprozess entstehen, wie beispielsweise mutagene Substanzen infolge hoher Temperaturen. Die auf diese Weise möglicherweise entstehenden heterozyklischen aromatischen Amine (HAAs) oder polyzyklischen aromatischen Kohlenwasserstoffe (PAKs) werden als potenziell kanzerogen eingestuft (→ Frage 45).

Aufgrund dieser Erkenntnisse wird ein zurückhaltender Verzehr von rotem Fleisch empfohlen; er sollte im Durchschnitt nicht mehr als 300 g pro Woche betragen. Verarbeitetes Fleisch sollte möglichst ganz gemieden werden; hierzu zählen insbesondere geräucherte, gepökelte und durch Zugabe von chemischen Konservierungsmitteln haltbar gemachte Fleischprodukte.

Übrigens: Der beste Arzt ist jederzeit des Menschen eigene Mäßigkeit.

25. Wie gesund sind Innereien? Zu den Innereien zählen Zunge, Herz, Leber, Nieren, Milz, Kutteln, Hirn, Euter und Lunge von Säugetieren, aber auch von Geflügel (z. B. Stopfleber, Hühnerklein). Innereien enthalten generell – wie alle essbaren Bestandteile von Tieren – hochwertige Proteine sowie teilweise einen überproportional hohen Anteil an Vitaminen, Mineralstoffen oder Fettsäuren. Dies trifft vor allem auf die Leber zu.

Die Leber hat einen besonders hohen Gehalt an Vitamin A, aber auch an Eisen, Folat, Zink und Kupfer. Schwangere sollten sicherheitshalber vom Verzehr von Leber absehen bzw. diesen einschränken (maximal einmal pro Monat ab dem dritten Schwangerschaftsmonat). Der Grund ist der extrem hohe Vitamin-A-Gehalt, welcher das Ungeborene schädigen kann. Es kann teratogen wirken, das heißt, es kann das Erbgut verändern.

Der Gehalt einer Reihe von Umweltschadstoffen wie Blei, Cadmium und Quecksilber in tierischen Lebensmitteln ist in letzter Zeit gesunken; sie stellen deshalb keine akute gesundheitliche Gefahr dar. Bestimmte Innereien sind allerdings aufgrund der Schadstoffanreicherung immer noch so stark belastet, dass sie möglicherweise der Gesundheit schaden. Dies trifft besonders auf die Entgiftungsorgane des Tierkörpers wie Leber und Niere zu, die Schwermetalle, Industriechemikalien oder Arzneimittelrückstände anhäufen können. Die Anreicherung mit Schadstoffen steigt mit zunehmendem Alter der Tiere an, deshalb ist das In-Verkehr-Bringen von Innereien älterer Tiere eingeschränkt bzw. verboten.

Um möglichst wenige Umweltschadstoffe aufzunehmen, sollte der Verzehr von Innereien stark reduziert oder eingestellt werden. Da wildlebende Tiere teilweise erheblich höhere Rückstandswerte aufweisen, ist es angeraten, Innereien von Wild vollständig zu meiden. Viele Verbraucher lehnen den Verzehr von Innereien inzwischen eher ab, mit der Folge, dass diese vermehrt in Wurstprodukten verarbeitet werden. Der Anteil an Innereien kann dabei je nach Preis- und Güteklasse stark variieren. Hier lohnt sich ein Blick auf die Zutatenliste.

Übrigens: Es ist besser, dass die Menschen nicht wissen, wie Politik und Wurst gemacht werden. *(Otto von Bismarck)*

26. Wie viel Milch braucht der Mensch?

Der Mensch benötigt im Grunde keine Milchprodukte, denn alle in Milch enthaltenen Nährstoffe finden sich auch in anderen Lebensmitteln. Aber aufgrund ihres hohen Nährwerts haben Milch und Milchprodukte von Kühen, Ziegen, Schafen, Kamelen, Stuten und anderen Säugetieren in der Ernährung in vielen Kulturkreisen einen hohen Stellenwert. In den meisten asiatischen Regionen mit Ausnahme Indiens hingegen spielte Milch bis vor kurzem kaum eine Rolle.

Die Gründe hierfür sind einerseits geologischer und kultureller Art, denn nicht in allen Regionen ist die Milchwirtschaft möglich oder erwünscht. Andererseits gibt es ernährungsphysiologische Gründe, denn der erwachsene Mensch ist in der Regel konstitutionell nur schlecht für den Verzehr von Milchprodukten gerüstet. Das für den Abbau des Milchzuckers (Laktose) benötigte Enzym Laktase wird beim Großteil der Menschheit im Erwachsenenalter nicht mehr gebildet. Das heißt, bei 75–80 % der Weltbevölkerung entwickelt sich nach dem Säuglingsalter eine Milchzuckerunverträglichkeit. Lediglich bei hellhäutigen Menschen kaukasischer Abstammung hat sich ein Gendefekt evolutionär durchgesetzt, der es auch erwachsenen Menschen ermöglicht, den Milchzucker aufzuspalten.

Milch enthält durchschnittlich 3,7 % Protein, 5 % Kohlenhydrate (Laktose) und 4 % Fett. Diese Werte gelten für Kuhmilch, die 95 % der Milchzufuhr in Deutschland ausmacht. In Milch und in Milchprodukten sind zudem reichlich Calcium, Vitamin B_2 und B_{12} enthalten. Beachtlich ist auch der Gehalt an Vitamin A, B_1, B_6 und Folat sowie Jod, Zink und Magnesium. Gerade bei Personen mit hohem Nährstoffbedarf oder defizitärer Nährstoffaufnahme wie Kindern oder Senioren, aber auch Vegetariern spielen Milchprodukte daher eine wichtige Rolle. Es sollte jedoch bedacht werden, dass Milchprodukte auch reichlich Energie und Fett liefern. Folglich sollten fettärmere Varianten bevorzugt werden, etwa fettarme Käsesorten.

Zur Deckung des Calciumbedarfs sollten Erwachsene täglich etwa 1000 mg Calcium aufnehmen. Mit Milch und Milchprodukten nehmen Erwachsene in Deutschland etwa 500 mg Calcium auf, der Rest kommt aus anderen Lebensmitteln. Menschen, die aufgrund einer Laktoseintoleranz oder Milchprotein-Allergie keine Milch vertragen, können ihren Calciumbedarf vollständig aus anderen Quellen decken (z. B. Grünkohl, Brokkoli, Fenchel, Sesamsaat, calciumreiche Mineralwässer). In diesem Fall ist eine gut geplante Zusammenstellung der Ernährung allerdings besonders wichtig. Übertrieben verarbeitete Milchprodukte wie Milchpulver, Kondensmilch und Sterilmilch sollten aufgrund der Vitaminverluste nach Möglichkeit vermieden werden. Auch Schmelzkäse ist aufgrund der vielen Zusatzstoffe kein empfehlenswertes Lebensmittel.

Am besten sind Milch und Milchprodukte aus ökologischer Landwirtschaft. Sie enthalten nachweislich mehr gesundheitsförderliche Inhaltsstoffe (→ Frage 57) und werden zudem umweltverträglicher produziert.

27. Warum ist Kuhmilch nicht gleich Kuhmilch? Kaum ein Lebensmittel ist in der Qualität aufgrund der Verarbeitung so unterschiedlich wie die Kuhmilch. Die verschiedenen Verarbeitungsstufen führen zu Abweichungen in der Beschaffenheit, Haltbarkeit und im Geschmack.

Rohmilch wird nicht erhitzt und direkt nach dem Melkvorgang filtriert und gekühlt. Diese darf unter Einhaltung bestimmter Auflagen vom landwirtschaftlichen Betrieb im Ab-Hof-Verkauf direkt an Verbraucher abgegeben werden. In Rohmilch sind sämtliche Vitamine, Mineralstoffe und Hauptnährstoffe in natürlicher Form vorhanden. Rohmilch ist auch gekühlt nur wenige Tage haltbar. Sie hat einen Fettgehalt zwischen 3,8 und 4,2 %. Die Milch bestimmter Rinderarten enthält bis zu 6 % Fett.

Vorzugsmilch ist die einzige im Handel erhältliche Rohmilch. Diese wird streng überwacht und darf weder erhitzt noch homogenisiert werden. Die Erzeugerbetriebe müssen von der zuständigen Behörde zugelassen sein und werden regelmäßig kontrolliert.

Bio-Milch stammt von ökologisch wirtschaftenden Betrieben und ist mittlerweile in fast jedem Supermarkt erhältlich. Sie enthält vor allem im Sommer 40–60 % mehr der günstigen Omega-3-Fettsäuren und konjugierte Linolsäuren (CLA) sowie 30–70 % mehr Vitamine, Carotinoide und andere Antioxidanzien als herkömmliche Milch.

Pasteurisierte Milch wird für 35–40 Sekunden auf 71–74 °C erhitzt, um pathogene Keime abzutöten. Diese wird empfindlichen Personen wie Kleinkindern, Schwangeren, Säuglingen und Kranken aus hygienischen Gründen empfohlen. Dadurch sollen Erkrankungen aufgrund unsachgemäß angebotener Rohmilch ausgeschlossen werden.

ESL-Milch (ESL, *extended shelf life* = verlängerte Haltbarkeit) wird für 10–15 Sekunden auf 127 °C erhitzt und darf als Frischmilch bis zu drei Wochen in den Regalen des Einzelhandels angeboten werden.

Ultrahocherhitzte Milch wird 6–10 Sekunden bei 135–140 °C erhitzt und als H-(haltbare-)Milch gehandelt; sie ist für einige Monate haltbar. H-Milch weist einen typischen Kochgeschmack auf.

Sterilmilch wird für 20–40 Minuten bei 109–115 °C erhitzt und als Kondensmilch vermarktet; sie ist fast unbegrenzt haltbar.

Alle Erhitzungsverfahren bewirken neben einer Denaturierung der Proteine und somit einer Inaktivierung der Enzyme den teilweisen Verlust an bestimmten Vitaminen. Bei der Pasteurisierung treten nur geringe Vitaminverluste auf, während in ultrahocherhitzter Milch 5 % (B_1, B_2, B_6 und Folat) bis 20 % (B_{12} und C) der Vitamine inaktiviert werden. Bei der Sterilisierung der Milch wird mindestens die Hälfte der Vitamine zerstört.

Neben den thermischen Verarbeitungsverfahren wird Milch vor allem aus Gründen der Standardisierung entrahmt. Dabei werden die Fettfraktionen der Milch vollständig entfernt. Durch Rückmischen werden die normierten Fettgehalte in der Milch eingestellt: Vollmilch mindestens 3,5 %, teilentrahmte oder fettarme Milch 1,5–1,8 %, entrahmte Milch (Magermilch) maximal 0,5 %. Seit 2008 darf Konsummilch mit beliebigem Fettgehalt in Verkehr gebracht werden.

Um die Verarbeitung der Milch zu Milchprodukten zu erleichtern, wird die Milch homogenisiert. Dies verhindert ein Aufrahmen der Milch, was bei vielen Verbrauchern unerwünscht ist. Dabei wird die Milch unter großem Druck durch feine Düsen gepresst, sodass eine feine Verteilung von Fett und Proteinen in der Milch entsteht.

Laktosefreie Milch wird für Menschen mit Laktoseintoleranz hergestellt. Dabei wird der Milchzucker (Laktose) durch zugesetzte Laktase (ein Enzym) gespalten, sodass die Milch für laktoseintolerante Personen verträglich wird.

28. Was ist ein probiotischer Joghurt? Joghurt ist ein Sauermilcherzeugnis. Zur Herstellung wird die Milch pasteurisiert und mit lebenden Joghurtbakterien versetzt, die sich bei entsprechenden Temperaturen vermehren. Ihre Energie beziehen sie zum Großteil aus dem in der Milch enthaltenen Milchzucker, den sie zu Milchsäure abbauen. Diese sogenannten Milchsäurebakterien bzw. deren Abbauprodukte gelten als gesundheitsförderlich, denn sie sollen dem Wachstum unerwünschter Krankheitserreger im Darm entgegenwirken, das Immunsystem stabilisieren und bei Darmproblemen helfen. Üblicherweise überleben nur etwa 5 % der Milchsäurebakterien die Salzsäure im Magen und die Verdauungsenzyme im Dünndarm. Für gesundheitliche Effekte müssen die Milchsäurebakterien regelmäßig und in ausreichender Menge aufgenommen werden, da sie sich nicht im Darmmilieu ansiedeln können.

Probiotischer Joghurt enthält bestimmte Bakterienstämme, die dem Joghurt erst nach Fermentation und Pasteurisation zugesetzt werden. Diese überstehen die Magen-Darm-Passage besser und sollen für die gesundheitsförderlichen Wirkungen verantwortlich sein. Probiotische Mikroorganismen werden überwiegend Milchprodukten, aber auch anderen Lebensmitteln zugesetzt. Diese Produkte zählen zu den Funktionellen Lebensmitteln; das sind Produkte, die zusätzlich zu ihrem eigentlichen Zweck gesundheitlich bedeutsame Wirkungen auslösen sollen.

Präbiotischer Joghurt ist mit unverdaulichen Nahrungsbestandteilen wie Inulin oder Zellulose angereichert. Diese bilden die Ernährungsgrundlage für darmeigene probiotische Bakterien, welche einen gesundheitsförderlichen Effekt ausüben sollen. Präbiotische Substanzen können auch anderen Produkten zugesetzt werden; natürlicherweise sind sie in Lebensmitteln meist in Form von Ballaststoffen enthalten (Vollkorngetreide, Kartoffeln, Hülsenfrüchten, Obst, Gemüse) und können auch auf diesem Wege ihre gesundheitliche Wirkung entfalten.

Synbiotischer Joghurt enthält sowohl probiotische Mikroorganismen als auch präbiotische Substanzen. Hierdurch werden die jeweiligen postulierten Wirkungen in einem Produkt kombiniert. So sollen synbiotische Lebensmittel das Wachstum gesundheitsschädigender Keime im Darm hemmen, das Gleichgewicht der Darmflora positiv beeinflussen, den Einfluss gesundheitsschädigender Substanzen neutralisieren sowie Verdauungsprobleme lindern.

Die gesundheitlichen Aussagen der Hersteller – wie die Stärkung der Abwehrkräfte – sind nicht immer zweifelsfrei durch unabhängige Studien belegt. So ist unklar, ob die beworbenen präventiven Effekte zuverlässig eintreten. Lebende Kulturen im Joghurt finden sich auch in ökologisch hergestellten Produkten.

29. Warum ist regelmäßiger Fischverzehr gesund? Süß- und Salzwasserfische haben eine ähnliche Körperzusammensetzung, allerdings weisen Salzwasserfische einen von Natur aus hohen Jodgehalt auf. Fettreiche Salzwasserfische wie Lachs, Hering oder Makrele sind gute Lieferanten von langkettigen, mehrfach ungesättigten Fettsäuren, sogenannten Omega-3-Fettsäuren (Docosahexaensäure und Eicosapentaensäure). Omega-3-Fettsäuren haben zahlreiche positive Effekte auf die Gesundheit.

Fische werden nach ihrem Fettgehalt eingeteilt in magere Fische wie Hecht oder Kabeljau, die weniger als 1 % Fett enthalten, mittelfette Fische wie Regenbogenforellen oder Karpfen (1–10 % Fett) und fette Fische wie Aale, Makrelen oder Heringe mit mehr als 10 % Fett. Der Gehalt an Omega-3-Fettsäuren liegt bei fettreichen Salzwasserfischen deutlich höher.

Omega-3-Fettsäuren spielen eine wichtige Rolle in der Prävention von koronaren Herzkrankheiten (KHK) und reduzieren so das Risiko für den Herzinfarkt und die Gesamtsterblichkeit. Diese Fettsäuren haben eine günstige Wirkung auf das Entzündungsgeschehen im Körper, die Blutfließeigenschaften, den Blutdruck, die Blutfettwerte und die Widerstandskraft des Körpers. Sie sind außerdem wichtig für die Bildung von Gewebshormonen sowie das Wachstum von Nervengewebe und haben eine präventive Wirkung gegenüber degenerativen Erkrankungen. Über den Einfluss auf Konzentrationsfähigkeit, Gedächtnisleistung sowie auf Demenz und Alzheimer liegen erste hoffnungsvolle Ergebnisse vor.

Fische enthalten auch größere Mengen an Selen, Vitamin A und D, den Vitaminen der B-Gruppe sowie hochwertiges Eiweiß. Aus diesen Gründen sind Fische wertvolle Lebensmittel und sollten aus ernährungswissenschaftlicher Sicht zweimal pro Woche verzehrt werden. Allerdings können fettreiche Fische wie Aale aus verschmutzten Gewässern mit Umweltchemikalien belastet sein; unter diesen Umständen ist von einem Verzehr abzuraten. Zudem sind viele Salzwasserfischarten bereits stark im Bestand reduziert, sodass ökologische Gründe dafür sprechen, den Fischverzehr auf eine Portion pro Woche zu beschränken. Gleichzeitig sollte man auf die Fischart und auch auf die Herkunft achten. Empfehlenswert sind Hering, Seelachs und Forelle. Sehr gefährdet sind unter anderem Tunfisch, Seezunge, Scholle und Aal.

Übrigens: Es gibt viele Heilpflanzen, aber keine Heiltiere. (Was ist mit Heilbutt?)

30. Wie viele Eier sind gut für die Gesundheit? Eier sind hervorragende Nährstofflieferanten, denn sie enthalten hochwertiges Protein sowie erhebliche Anteile an Vitamin A, B_2, B_{12} und D sowie Eisen und Kalium.

Eier liefern etwa 300 mg Cholesterin pro Eigelb, das den Blutcholesterinspiegel erhöhen kann, der wiederum mit einem gesteigerten Risiko für Herzerkrankungen in Verbindung steht. Jedoch ist die Menge des mit der Nahrung aufgenommenen Cholesterins gegenüber dem körpereigenen gebildeten Cholesterin deutlich geringer. Auf Bevölkerungsebene konnte kein direkter Zusammenhang zwischen dem Verzehr von Eiern und einem hohen Blutcholesterinspiegel bzw. Herzerkrankungen nachgewiesen werden. Die amerikanische Herzgesellschaft hat daher die Empfehlung, den Konsum von Eiern zu beschränken, aus ihren Richtlinien entfernt.

Um sicherzugehen, sollten jedoch Menschen, die Probleme mit einem hohen Cholesterinspiegel haben und stark auf Nahrungscholesterin reagieren, den Konsum von Eigelb einschränken. Ein hoher Eierkonsum kann auch bei bestehenden Gallensteinen problematisch sein, da die Cholesterinkonzentration in der Gallenflüssigkeit bei hoher Cholesterinzufuhr über die Nahrung signifikant ansteigt.

Die Verarbeitung von Eiern kann unterschiedliche gesundheitliche Effekte nach sich ziehen. Im rohen Eiklar befindet sich das sogenannte *Avidin*. Diese Substanz reduziert die Verfügbarkeit von Biotin aus der Gruppe der B-Vitamine, sodass empfohlen wird, rohes Eiklar nicht in größerer Menge zu verzehren. Avidin wird durch Erhitzung inaktiviert.

Gegen den gelegentlichen Konsum von Eiern (etwa zwei pro Woche) ist im Rahmen einer ausgewogenen Ernährung aus gesundheitlicher Sicht nichts einzuwenden. Da die Hühnerhaltung teilweise erhebliche Emissionen in die Umwelt zur Folge hat und tierethische Probleme mit sich bringt, sollte man Eier aus ökologischer Aufzucht bevorzugen.

Übrigens: Gesundheit ist nicht alles, aber ohne Gesundheit ist alles nichts. *(Arthur Schopenhauer)*

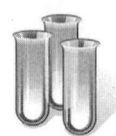

Lebensmittelinhaltsstoffe und ihre Wirkungen

31. Mit welchen Nährstoffen sind wir unzureichend versorgt? Mit den Hauptnährstoffen, also Fetten, Proteinen und Kohlenhydraten, sind die Menschen in Europa in aller Regel mehr als ausreichend versorgt.

Bei der Ermittlung der Nährstoffzufuhr wird lediglich festgestellt, ob die Zufuhr an Vitaminen und Mineralstoffen *im Durchschnitt* den Zufuhrempfehlungen entspricht oder darunter liegt. Eine Gegenüberstellung der Mengen an einzelnen Nährstoffen, die von der Bevölkerung im Durchschnitt mit der Nahrung aufgenommen wird, ergibt, dass bei Vitamin D, Folat, Jod und Fluor eine Unterversorgung besteht.

Die Versorgung mit *Vitamin D* ist besonders in der sonnenarmen Jahreszeit und bei älteren Menschen unzureichend (→ Frage 36).

Als gravierend wird die Versorgungssituation bei *Folat* erachtet, denn 80 bis 90 % der Bevölkerung erreicht die empfohlene Folatzufuhr nicht. Es ist aber nicht auszuschließen, dass die Empfehlungen deutlich über dem eigentlichen Bedarf liegen.

Auch die Versorgung mit *Jod* ist nach wie vor unzureichend, selbst wenn sich die Situation durch die Anreicherung von Salz und Futtermitteln für Milchkühe deutlich verbessert hat. Dabei muss bedacht werden, dass Jod-Allergiker erhebliche Schwierigkeiten mit jodierten Lebensmitteln haben (→ Frage 35).

Die Aufnahme von Fluor ist regional sehr unterschiedlich, da ein großer Teil der Fluorzufuhr üblicherweise über das Trinkwasser erfolgt und die Fluorgehalte im Trinkwasser sich regional stark unterscheiden.

Die Versorgung mit den fettlöslichen Vitaminen A, E und K sowie den wasserlöslichen Vitaminen B_1, B_2, B_6, B_{12}, C, Niacin und Biotin entspricht im Durchschnitt etwa den Zufuhrempfehlungen. Das Gleiche gilt für die Mineralstoffe Kalium, Magnesium, Eisen und Zink. Bei den Mineralstoffen Natrium und Phosphor liegt die mittlere Zufuhr sogar über den Empfehlungen. Das bedeutet aber nicht, dass bei den genannten Nährstoffen keine Unterversorgung besteht. Denn die Durchschnittswerte liefern keine Information darüber, wie viele Menschen wirklich die entsprechenden Mengen der einzelnen Nährstoffe aufnehmen. Im Normalfall besagt ein solcher

Durchschnittswert, dass etwa die Hälfte der Bevölkerung schlechter versorgt ist als der Durchschnitt, die andere Hälfte dagegen besser.

Bei den Vitaminen, B_2, B_6, C und E sowie den Mineralstoffen Magnesium und Eisen, deren mittlere Zufuhr knapp der Empfehlung entspricht, ist daher davon auszugehen, dass die Bevölkerung teilweise nicht optimal damit versorgt ist. So wurde bei etwa 10 % der Bevölkerung eine Unterversorgung mit Vitamin B_6 festgestellt.

Darüber hinaus muss zwischen verschiedenen Bevölkerungsgruppen differenziert werden. So sind Kinder und Jugendliche häufig unzureichend mit Vitamin B_1 und Calcium versorgt, Schwangere mit Vitamin B_6, Biotin, Magnesium und Eisen. Die Mehrzahl der Mädchen und jungen Frauen hat zu niedrige Eisenspiegel im Blut. Senioren nehmen häufig zu wenig Vitamin B_2, B_{12} und Calcium auf. Frauen, die längere Zeit die Pille einnehmen, sind oft mit Vitamin B_2, B_6 und Vitamin C unterversorgt. Eine weitere Risikogruppe für eine unzureichende Nährstoffversorgung sind Veganer, also Menschen, die sämtliche vom Tier stammende Lebensmittel meiden. Sie nehmen über die Nahrung vielfach zu wenig Calcium, Selen, Vitamin B_2 und B_{12} auf. Auch Personen, die aufgrund chronischer Erkrankungen langfristig Medikamente einnehmen, sind häufig von einer Unterversorgung mit bestimmten Nährstoffen betroffen. So sind Epileptiker oft unzureichend mit Biotin versorgt, und Parkinson-Patienten haben einen Mangel an Vitamin B_6.

32. Warum sind pflanzliche Öle besser als tierische Fette? Fett wird oft pauschal als «ungesund» erachtet. Doch Fett ist nicht gleich Fett – schon gar nicht, wenn es um seine Wirkungen auf die Gesundheit des Menschen geht. Eine erste, einfache Regel für die Beurteilung von Fetten in der Ernährung lautet: Pflanzliche Öle sind besser als tierische Fette.

Die verschiedenen Fette unterscheiden sich hauptsächlich darin, welche Fettsäuren sie enthalten. Fettsäuren variieren in ihrer Länge und in der Anzahl der Doppelbindungen zwischen den Kohlenstoffatomen. Fettsäuren ohne Doppelbindungen werden als *gesättigte* Fettsäuren bezeichnet; Fettsäuren mit einer oder mehreren Doppelbindungen als einfach- bzw. mehrfach *ungesättigte* Fettsäuren. Pflanzliche Öle weisen meist einen hohen Gehalt an ungesättigten Fettsäuren auf. Teilweise handelt es sich bei diesen Fettsäuren um essenzielle Substanzen, d. h., der menschliche Organismus benötigt diese Fettsäuren zum Gewebeaufbau und zur Herstellung von Signalstoffen, kann sie aber nicht selbst bilden. Die meisten tierischen Fette wie Rindertalg und Wurstwaren enthalten mehr ungesättigte und wenig essenzielle Fettsäuren. Deshalb sollten mehr pflanzliche Öle verzehrt werden als tierische Fette.

Die Zusammensetzung des verzehrten Fettes beeinflusst die Blutfettwerte und damit das Risiko für Herz-Kreislauf-Erkrankungen. Gesättigte Fettsäuren erhöhen die Konzentration an LDL-Cholesterin, dem sogenannten «bösen Cholesterin», im Blut. Dies kann langfristig zu einer Verengung der Blutgefäße (Arteriosklerose) führen. Eine vermehrte Zufuhr ungesättigter Fettsäuren senkt dagegen den LDL-Cholesterinwert.

Tierische Fette enthalten Cholesterin, das der Körper für den Aufbau von Zellmembranen und Hormonen benötigt. Es wird mehr Cholesterin im Körper gebildet, als mit der Nahrung aufgenommen wird. Ist insgesamt zu viel Cholesterin im Körper vorhanden, entweder durch eine zu hohe Eigenproduktion oder durch eine zu hohe Aufnahme mit der Nahrung, dann kann es sich in den Gefäßen ablagern und zur Gefäßverkalkung beitragen.

Bei den meisten Pflanzenölen liegt der Gehalt an ungesättigten Fettsäuren insgesamt bei 85–95 %. Eine besonders günstige Fettsäurenzusammensetzung weisen Raps-, Walnuss-, Soja- und Leinöl auf. Es gibt bei den pflanzlichen Fetten aber auch Ausnahmen. So enthält Kokosfett praktisch nur gesättigte Fettsäuren, während Palmkernfett und Palmöl vorwiegend aus gesättigten Fettsäuren bestehen. Dagegen enthält Schweineschmalz etwa 50 % einfach ungesättigte, also günstige, Fettsäuren und Geflügelfett 37 % einfach ungesättigte und 28 % mehrfach ungesättigte Fettsäuren, insgesamt also 65 % günstige Fettsäuren. Trotzdem sollten diese Fette sehr sparsam eingesetzt werden.

Eine andere Ausnahme der Regel stellen die meisten Fischfette dar. Obwohl tierischer Natur bestehen sie zum großen Teil aus essenziellen Fettsäuren, den sogenannten Omega-3-Fettsäuren. Dies sind besondere mehrfach ungesättigte Fettsäuren, die eine Reihe von positiven Wirkungen auf die Gesundheit ausüben (→ Frage 29).

33. Was sind komplexe Kohlenhydrate?
Komplexe Kohlenhydrate ist eine Bezeichnung für Vielfachzucker oder Polysaccharide wie Stärke, die nicht süß schmecken. Sie bestehen aus langen Ketten

von Einfachzuckern, die teilweise verzweigt sind. Stärke ist der wesentliche Inhaltsstoff von Mehl und anderen Getreideprodukten sowie Kartoffeln. Einfachzucker wie Traubenzucker sind die einfachsten Kohlenhydrate, sie schmecken süß. Ebenso die Zweifachzucker, wie der Haushaltszucker, der im allgemeinen Sprachgebrauch als «Zucker» bezeichnet wird (→ Frage 93).

Zu den komplexen Kohlenhydraten zählen auch die Ballaststoffe. Darunter werden Nahrungsbestandteile zusammengefasst, die von den Verdauungsenzymen des Menschen nicht oder nur unvollständig abgebaut werden können (→ Frage 37). Es handelt sich fast ausschließlich um Bestandteile von pflanzlichen Lebensmitteln. Die Ballaststoffzufuhr hat sich in den letzten hundert Jahren, bedingt durch grundlegende Veränderungen der Ernährungsgewohnheiten, drastisch vermindert. Der Rückgang des Getreideverzehrs insgesamt sowie die Verlagerung von ballaststoffreichen Roggenmehltypen zu ballaststoffärmeren Weizenmehltypen (Weißmehl) sind die wichtigsten Gründe für diese Entwicklung.

Weißmehl und daraus hergestellte Backwaren enthalten vorwiegend Stärke, die relativ schnell von den Verdauungsenzymen zu Einfachzuckern abgebaut wird. Die Einfachzucker werden im Dünndarm ins Blut aufgenommen und erhöhen den Blutzuckerspiegel. Als Reaktion schüttet die Bauchspeicheldrüse das Hormon Insulin aus, das für die Aufnahme von Zucker in die Gewebezellen verantwortlich ist. Durch den schnellen Anstieg des Blutzuckerspiegels wird unter Umständen zu viel Insulin ausgeschüttet. Der im Blut vorhandene Zucker wird schnell in die Gewebe aufgenommen und bei einem geringen Energiebedarf in Fett umgewandelt und im Fettgewebe gelagert. In der Folge sinkt der Blutzuckerspiegel schnell wieder ab und verursacht Hungergefühle. Deshalb kann der Verzehr von Backwaren aus Weißmehl und anderen stark verarbeiteten stärkereichen Produkten langfristig eine Körpergewichtszunahme fördern.

Anders verhält es sich mit der Verdauung von komplexen Kohlenhydraten, wenn sie in eher naturbelassenen, ballaststoffreichen Lebensmitteln enthalten sind. So ist im Vollkornbrot die Stärke noch im natürlichen Zellverbund enthalten; die Verdauungsenzyme können die Stärke daher nicht so schnell abbauen. Auch die enthaltenen Ballaststoffe verlangsamen die Stärkeverdauung. Dadurch steigt der Blutzuckerspiegel langsamer und die Sättigung dauert länger an.

34. Wie viel Protein braucht der Mensch? Protein ist der Fachbegriff für Eiweiß. Der Mensch muss Protein mit der Nahrung aufnehmen und in seine Bausteine, die Aminosäuren, abbauen, um daraus körpereigene Proteine aufbauen zu können. Besonders wichtig ist dies in Wachstumsphasen, etwa während der vorgeburtlichen, intrauterinen Entwicklung, in der die Versorgung über den Körper der Mutter erfolgt, und in der Kindheit. Allerdings benötigen auch Erwachsene regelmäßig Proteine, da Muskeln, Enzyme und Hormone aus Proteinen bestehen und in bestimmten Abständen erneuert werden.

Der Tagesbedarf an hochwertigem Protein beträgt etwa 0,6 g Protein pro kg Körpergewicht. Unter Berücksichtigung individueller Bedarfsschwankungen und besonderer Umstände (z. B. Krankheit) sowie der teilweise verminderten Verdaulichkeit der aufgenommenen Proteine in einer gemischten Kost und eines Sicherheitszuschlags wird empfohlen, im Durchschnitt 0,8 g Protein pro Körpergewicht aufzunehmen. Das sind für einen 75 kg schweren Erwachsenen 60 g und für ein 40 kg schweres Kind gut 30 g Protein pro Tag.

Der Proteingehalt in tierischen Lebensmitteln beträgt 12–24 % bei Fleisch, 13–21 % bei Fisch und 13 % bei Hühnereiern. Fleisch und Fleischerzeugnisse liefern in Deutschland bei Männern durchschnittlich 35 % und bei Frauen 30 %, Fisch und Eier jeweils 3–5 % der Gesamtproteinaufnahme, die mit fast 100 g für Männer bzw. gut 70 g für Frauen deutlich über den Zufuhrempfehlungen liegt. Im Durchschnitt liefert eine Ernährung ohne Fleisch(-Erzeugnisse) und ohne Fisch immer noch die empfohlene Proteinmenge. Die Proteinaufnahme weist je nach Altersgruppe aber große Schwankungen auf. So erreicht etwa ein Drittel der älteren Menschen *nicht* die empfohlene Proteinzufuhr.

Die tägliche maximale Proteinaufnahme sollte nicht mehr als 2 g/kg Körpergewicht betragen. Tatsächlich überschreiten mehr als 25 % der jungen Männer zwischen 18 und 24 Jahren diese Empfehlungen. Eine über 2g/kg Körpergewicht hinausgehende Proteinaufnahme wird in der Wissenschaft kontrovers diskutiert. So wird einerseits von einem verminderten Risiko für Herz-Kreislauf-Erkrankungen und einer besseren Erholung nach Hüftfrakturen berichtet. Außerdem bestehen gesundheitliche Risiken durch eine erhöhte Calciumausscheidung über die Niere für eine verminderte Knochendichte sowie für Nierensteine. Insgesamt finden sich vermehrt Hinweise, dass eine überhöhte Proteinaufnahme insbesondere dann ungünstig sein kann, wenn es sich überwiegend um tierisches Protein handelt.

Tierische Proteine enthalten mehr schwefelhaltige Aminosäuren (Methionin, Cystein), deren Abbau die Säureausscheidung der Nieren erhöht. Das Säurepotenzial tierischer Proteine kann zu einer leichten Übersäuerung des Stoffwechsels führen, wodurch sich der Protein-aufbau vermindern und der Proteinabbau erhöhen kann. Bei einer starken Übersäuerung kommt es zu einer negativen Stickstoffbilanz sowie zu altersbedingtem Knochen- und Muskelverlust (→ Frage 59).

Der Verzehr von proteinreichen Lebensmitteln, besonders von In-nereien, Fisch, Fleisch, Fleischerzeugnissen und Hülsenfrüchten, ist mit einer beachtlichen Zufuhr von Purinen verbunden. Deren Abbau erhöht die Harnsäurekonzentration im Blut. Bei lang andauernder überhöhter Proteinaufnahme kann dies zu Gicht führen (→ Frage 76).

35. Welche Vorteile und Risiken ergeben sich durch Jodsalz? Der menschliche Körper benötigt Jod für die Funktion der Schilddrüsen-hormone. Bei unzureichender Jodaufnahme können die Schilddrü-senhormone nicht aktiviert werden. Als Gegenreaktion kann es zu einem Wachstum der Schilddrüse kommen. Auf diese Weise versucht der Körper, den Jodmangel auszugleichen und mehr Schilddrüsen-hormone herzustellen. Eine derart vergrößerte Schilddrüse wird als Kropf oder Struma bezeichnet und ist ab einem gewissen Grad von außen als Knoten am Hals sichtbar. Wird die Schilddrüsenvergröße-rung nicht behandelt, kommt es mit der Zeit zu einer Unterfunktion der Schilddrüse. Diese Stoffwechselstörung wirkt sich unter anderem in Kälteempfindlichkeit, Konzentrationsschwäche und Körperge-wichtszunahme aus. Sind Kinder von Jodmangel betroffen, dann kann die Gehirnentwicklung beeinträchtigt sein, und es treten Lern- und Merkschwierigkeiten auf. Werden Säuglinge nicht ausreichend mit Jod versorgt, weil die Mutter an einem ausgeprägten Jodmangel leidet, so kann dies schwere geistige Behinderung hervorrufen. Um der Kropfentstehung und der Schilddrüsenunterfunktion vorzu-beugen, sollten Erwachsene täglich 200 µg Jod aufnehmen und Kinder, je nach Alter, 100–200 µg.

Jod zählt zu den Nährstoffen, mit denen viele Menschen in Deutschland unterversorgt sind (→ Frage 31). Das ist darauf zurück-zuführen, dass der Jodgehalt der Lebensmittel vom Jodgehalt der

Böden und des Grundwassers abhängt. In Deutschland ist der Boden jodarm, daher sind auch die Jodgehalte vieler Lebensmittel geringer als in anderen Teilen der Erde. Von Natur aus jodreiche Lebensmittel wie Fisch, Meeresfrüchte und Algen werden bei den hierzulande üblichen Essgewohnheiten nicht in den Mengen verzehrt, die für eine gute Jodversorgung notwendig wären. Dazu müsste man beispielsweise jeden Tag 400 g Makrele, 170 g Seelachsfilet oder 100 g Dorsch essen. Im Durchschnitt liegt die Jodzufuhr ohne Jodsalz bei 90–100 µg pro Tag, das ist die Hälfte der empfohlenen Aufnahme.

Dass seit einigen Jahren die Häufigkeit eines Jodmangels mit Kropf in Deutschland rückläufig ist, liegt vor allem an der zunehmenden Verwendung von Jodsalz. Berücksichtigt man die gesamte Jodzufuhr einschließlich des Jodsalzes, dann liegt die mittlere Jodzufuhr derzeit bereits bei 185–233 µg pro Tag. Somit trägt die Verwendung von Jodsalz entscheidend dazu bei, einer Jodunterversorgung vorzubeugen. Auch die Jodanreicherung von Futtermitteln für Milchkühe hat die Jodaufnahme über Milch und Milchprodukte verbessert. Dennoch ist das Ziel einer optimalen Jodversorgung für alle Bevölkerungsschichten noch nicht erreicht, denn immer wieder werden in Stichprobenuntersuchungen bei 20–30 % der untersuchten Personen Schilddrüsenvergrößerungen festgestellt. Derzeit verwenden über 80 % der Haushalte in Deutschland Jodsalz. Um die Kropfhäufigkeit noch weiter zu senken, ist es erforderlich, dass diese Zahl weiter ansteigt.

Es gibt aber auch Menschen, die unter dem flächendeckenden Einsatz von Jodsalz leiden. Denn bei bestimmten Leiden wie der seltenen Hautkrankheit «Dermatitis herpetiformis Duhring» besteht eine Unverträglichkeit gegenüber Jod. Diese Menschen müssen alle jodierten Produkte meiden und sind dadurch in ihrer Nahrungsauswahl teilweise sehr eingeschränkt. Bei der häufiger vorkommenden Allergie gegenüber jodhaltigen Röntgenkontrastmitteln oder Medikamenten ruft nicht das Jod die Unverträglichkeitsreaktionen hervor. Menschen mit einer Kontrastmittelallergie werden durch Jodsalz nicht gefährdet.

36. Reicht das Sonnenlicht in Deutschland aus, um genügend Vitamin D zu bilden? Vitamin D stellt einen Sonderfall unter den Vitaminen dar, denn normalerweise kann der menschliche Körper Vitamine nicht selbst produzieren und ist auf eine ausreichende

Zufuhr mit der Nahrung angewiesen. Vitamin D dagegen kann der Körper auch selbst bilden, vorausgesetzt, die Haut wird der Sonne ausgesetzt.

Mit der Nahrung werden im Rahmen der üblichen Ernährungsgewohnheiten nur etwa 2–4 µg Vitamin D pro Tag aufgenommen, denn nur wenige Lebensmittel haben von Natur aus einen hohen Vitamin-D-Gehalt, wie Wildfische, Eier und Wildpilze. Daher ist für die meisten Menschen die Eigensynthese unter Sonneneinstrahlung die Hauptquelle an Vitamin D. Gut zu wissen, dass auch nachträglich dem Licht ausgesetzte Pilze Vitamin D aus Vorstufen bilden können.

Das Ausmaß der UV-B-Strahlung hängt unter anderem von der Jahreszeit ab. In den sonnenarmen Wintermonaten von November bis März steht die Sonne in Mitteleuropa so tief, dass nicht genügend UV-B-Strahlen die Haut erreichen können. Im Sommer dagegen reicht das Sonnenlicht prinzipiell aus, um genügend Vitamin D zu bilden. Allerdings ist dazu ein täglicher Aufenthalt im Freien von mindestens 15 Minuten erforderlich. Wird die Haut jedoch durch Kleidung, Sonnencreme und starke Pigmentierung vor den UV-B-Strahlen geschützt, führt dies zu einer Einschränkung der Vitamin-D-Bildung.

Die Warnung vieler Hautärzte, die Haut niemals ohne Schutz der Sonne auszusetzen, und der häufig exzessive Gebrauch von Sonnencreme in der Bevölkerung haben zu einer drastischen Verschlechterung der Versorgung mit Vitamin D geführt. Eine Sonnencreme mit Lichtschutzfaktor 15 fängt etwa 99 % der UV-B-Strahlen ab und verhindert so 99 % der Vitamin-D-Bildung. Auch muslimische Frauen, die sich aus religiösen Gründen komplett verschleiern, weisen oft eine Vitamin-D-Unterversorgung auf. Für Personen mit einer dunklen Hautfarbe (z. B. Einwanderer aus Schwarzafrika) reicht die Sonneneinstrahlung in Mitteleuropa nicht aus, um genügend Vitamin D zu bilden. Die starke Pigmentierung der Haut hält zwischen 90–99 % der UV-B-Strahlen ab.

Eine weitere Personengruppe, für die die Sonneneinstrahlung selten ausreicht, sind ältere Menschen. Mit dem Alter wird die Haut dünner, und es befinden sich weniger Vitamin-D-Vorstufen in der Haut. Bei einem 70-Jährigen ist die Vitamin-D-Bildung daher im Mittel um etwa 75 % verringert. Es kommt erschwerend hinzu, dass sich viele ältere Menschen wenig im Freien aufhalten. Dabei wäre es erforderlich, sich im Alter länger dem Sonnenlicht auszusetzen.

Ein Mangel an Vitamin D wirkt sich besonders negativ auf die Knochengesundheit aus, außerdem erhöht er das Risiko für Bluthochdruck, Autoimmunerkrankungen, Infektionskrankheiten und Krebs. Daher ist eine ausreichende Versorgung mit Vitamin D äußerst wichtig.

Die Angst vor Sonnenbrand und Hautkrebs darf nicht dazu führen, dass die Haut gar nicht mehr der Sonne ausgesetzt wird. So stieg in Australien, nachdem dort eine Kampagne zum Hautschutz gestartet worden war, die Häufigkeit von Vitamin-D-Mangel und auch von Hautkrebs deutlich an, da nicht nur ein Sonnenbrand, sondern auch ein Mangel an Vitamin D das Hautkrebsrisiko erhöht.

Daher ist es wichtig, im Sommer entsprechende Vitamin-D-Speicher aufzubauen und im sonnenarmen Winter auf eine Vitamin-D-reiche Ernährung zu achten. Experten empfehlen eine tägliche Zufuhr von 20–25 µg Vitamin D, wenn nicht genügend Sonnenlicht vorhanden ist. Dafür reicht der übliche Verzehr von Fischen, Eiern und Pilzen kaum aus. Wer den Winter nicht in der Sonne verbringt, kann vorübergehend auf Nahrungsergänzungsmittel zurückgreifen.

Merke: Die übliche Sonnenbank ist kein Ersatz, da dem Sonnenbank-Licht die UV-B-Strahlung fehlt.

37. Was sind Ballaststoffe und welche Funktionen haben sie?

Ballaststoffe sind Bestandteile von pflanzlichen Lebensmitteln, die der menschliche Körper nicht oder nur zu einem geringen Teil abbauen kann. Sie kommen vorwiegend in Getreide, Gemüse, Obst, Nüssen und Hülsenfrüchten vor. Ballaststoffe sind keine einheitliche Substanzgruppe. Chemisch gesehen handelt es sich bei den meisten Ballaststoffen um komplexe Kohlenhydrate, ähnlich wie bei Stärke. Eine Ausnahme bildet der Holzbestandteil Lignin.

In der Praxis werden Ballaststoffe in Quell- und Füllstoffe eingeteilt. Füllstoffe wie Zellulose und Lignin sind Bestandteile der pflanzlichen Zellwände und kommen daher in fast allen Gemüse- und Obstsorten vor; hohe Gehalte finden sich in Vollkorngetreide. Quellstoffe wie Pektin, Agar oder Leinsamenschleim können ein Vielfaches ihres eigenen Gewichts an Wasser binden. Sie sind in bestimmten Obstsorten, in Algen oder Leinsamen enthalten. Ein besonderer Ballaststoff ist die resistente Stärke, die sich in geringen Mengen in Getreidekörnern findet. Bei Kartoffeln bildet sich resistente Stärke, wenn diese gekocht und erst nach dem Abkühlen gegessen werden.

Obwohl Ballaststoffe nicht verdaut werden und daher keine Nährstoffe im eigentlichen Sinne darstellen, sind es äußerst wichtige Lebensmittelinhaltsstoffe. Durch ihre Struktur regen sie zu intensiverem Kauen an, wodurch die Speichelbildung stimuliert wird. Dies trägt zur Kariesvorbeugung bei. Außerdem setzen sie die Energiedichte von Lebensmitteln deutlich herab. Da die Ballaststoffe selbst nur wenig Nahrungsenergie liefern, aber einen beträchtlichen Anteil des Volumens der Nahrung ausmachen, haben ballaststoffreiche Lebensmittel im Vergleich zu ballaststoffarmen Produkten eine sehr viel geringere Energiedichte. Sie sorgen auch für eine lang anhaltende Sättigung und beugen einer Körpergewichtszunahme vor.

Quellstoffe verringern durch die Wasserbindung die Geschwindigkeit, mit der die Nahrung Magen und Dünndarm passiert, und bewirken so einen langsameren, gleichmäßigeren Anstieg des Blutzuckerspiegels. Im Dickdarm werden Ballaststoffe durch Mikroorganismen abgebaut und dienen so der Darmflora, aber auch den Darmwandzellen, als Nährstoff. Manche Ballaststoffe fördern gezielt das Wachstum gesundheitsfördernder Mikroorganismen in der Darmflora. Ballaststoffe können organische Schadstoffe und Schwermetalle im Darm binden und dadurch den Anteil der Schadstoffe herabsetzen, der ins Blut aufgenommen wird. Auch Gallensäuren werden von Ballaststoffen gebunden, dies kann zur Senkung des Cholesterinspiegels im Blut und des Dickdarmkrebsrisikos beitragen. Die Wasserbindung der Quellstoffe führt zu einer Vergrößerung des Stuhlvolumens und beschleunigt die Passagegeschwindigkeit des Speisebreis; dadurch wird der Stuhlgang normalisiert.

Die Empfehlung, täglich mindestens 30 g Ballaststoffe aufzunehmen, wird von vielen Menschen nicht erreicht. Vegetarier nehmen meist mehr als 30 g Ballaststoffe auf, Rohköstler oft die doppelte Menge. In afrikanischen Ländern werden über 100 g erreicht.

Merke: Ballaststoffe *ent*lasten den Körper.

38. Was sind sekundäre Pflanzenstoffe und welchen Einfluss haben sie auf die Gesundheit? Unter dem Begriff «sekundäre Pflanzenstoffe» wird eine Vielzahl unterschiedlicher pflanzlicher Inhaltsstoffe zusammengefasst, die die Gesundheit des Menschen fördern. Insgesamt handelt es sich um über 100 000 Einzelsubstanzen, die in Gruppen eingeteilt werden.

Den sekundären Pflanzenstoffen wird eine Reihe positiver Wirkungen auf die Gesundheit zugeschrieben. Einige wirken der Entstehung von Krebs entgegen, andere haben antioxidative Effekte. Teilweise können sie die Blutzucker- und Blutfettwerte günstig beeinflussen; sogar auf das Immunsystem und auf Entzündungsprozesse wirken sie sich positiv aus.

Die *Karotinoide* sind Pflanzenfarbstoffe. Zu dieser Gruppe gehört das bekannte Beta-Karotin, aber auch weniger bekannte Substanzen wie Lykopin, das in Tomaten vorkommt, oder Zeaxanthin in Spinat und Brokkoli. Manche Karotinoide werden im Körper in Vitamin A umgewandelt, alle haben eine antioxidative Wirkung. Das bedeutet, dass sie in der Lage sind, im Körper oder in der Umwelt entstandene freie Radikale abzufangen und unschädlich zu machen. Damit beugen sie Schädigungen der Gene und anderer Zellbestandteile vor.

Die *Phytosterine* oder Phytosterole haben strukturelle Ähnlichkeit mit dem menschlichen Cholesterin. Sie kommen in ölreichen Pflanzenteilen wie Sonnenblumenkernen, Weizenkeimen und Nüssen sowie in naturbelassenen Pflanzenölen vor und können die Blutfettwerte günstig beeinflussen.

Saponine sind bitter schmeckende Stoffe, die unter anderem in Sojabohnen, Kichererbsen und anderen Hülsenfrüchten enthalten sind. Sie stimulieren das Immunsystem und können vorbeugend gegen Darmkrebs wirken, wie in Tierversuchen gezeigt wurde. Auch der aus der Süßholzwurzel gewonnene Geschmacksstoff der Lakritze, das Glycyrrhizin, ist ein Saponin; er schmeckt allerdings nicht bitter.

Glukosinolate sind die typischen Geschmacksstoffe in Senf, Meerrettich und Kohlgemüsen. Sie wirken antimikrobiell und beeinflussen den Stoffwechsel körpereigener Hormone. Dadurch tragen sie mit zum Schutz vor Magen-, Brust-, Leber- und Lungenkrebs bei.

Die *Polyphenole* stellen die größte Gruppe der sekundären Pflanzenstoffe dar. Dazu zählen neben der Kaffeesäure auch die Farbstoffe in Beeren, Rotwein, Tee und Schokolade, aber auch Substanzen in Zwiebeln, Grünkohl und Äpfeln. Die Polyphenole beugen sehr wahrscheinlich Krebs vor und besitzen antioxidative und antimikrobielle Potenziale. Die Phytoöstrogene, die dem menschlichen Hormon Östrogen ähneln, zählen ebenfalls zu den Polyphenolen. Sie kommen in Soja vor und erklären die niedrigeren Brustkrebsraten in Ostasien.

Proteaseinhibitoren sind spezielle Pflanzeninhaltstoffe, die eiweißverdauende Enzyme hemmen. Sie kommen in Soja und anderen Hülsenfrüchten sowie Getreide vor. Sie wirken unter anderem entzündungshemmend.

Zu den *Terpenen* zählen die Aromastoffe von Zitrusfrüchten, Pfefferminze und Kümmel. Sie steigern die Aktivität von körpereigenen Entgiftungsenzymen und können dadurch zum Schutz vor Krebs beitragen.

Sulfide sind typische Geschmacksstoffe, die in Knoblauch und Zwiebeln vorkommen. Sie wirken antimikrobiell, beeinflussen die Fließeigenschaften des Blutes positiv und können zum Schutz vor einigen Krebsarten beitragen.

Merke: Eure Nahrungsmittel sollen eure Heilmittel sein und eure Heilmittel eure Nahrungsmittel. *(Hippokrates)*

39. Welche Rückstände finden sich in Lebensmitteln? In Lebensmitteln findet sich eine Vielzahl von Substanzen, die aufgrund ihrer physikalisch-chemischen Eigenschaften und ihrer Menge schädigende Wirkungen ausüben können. Zu diesen Substanzen zählen natürliche Schadstoffe (→ Frage 40), Stoffe, die durch unsachgemäße Lagerung oder Verarbeitung entstehen (→ Frage 45), Stoffwechselendprodukte von krankheitserregenden Mikroorganismen (→ Frage 40), Umweltkontaminanten und Lebensmittelzusatzstoffe (→ Frage 78).

Zu den wichtigsten Umweltschadstoffen zählen Rückstände von Pestiziden, Düngemitteln, Wachstumsregulatoren und Tierarzneimitteln, die partiell in Lebensmitteln verbleiben.

Pestizide umfassen allein in Europa etwa 20 000 Anwendungsgemische mit etwa 600 verschiedenen, biozid wirkenden Grundsubstanzen. In Deutschland sind über 1000 Pestizide mit fast 300 Wirkstoffen zugelassen. Der Verbrauch an Agrochemikalien liegt seit etwa zwanzig Jahren mit leichten witterungsbedingten Schwankungen relativ konstant bei etwa 30 000 Tonnen pro Jahr. Die Belastung der Lebensmittel mit Pestiziden liegt meist unter den zugelassenen Werten.

Düngemittel können zur Anreicherung von Nahrungsmitteln mit Nitrat führen. Auch die Belastung von Phosphatdüngern und Klärschlamm mit Cadmium stellt ein gesundheitliches Risiko dar. Aber auch für die Umwelt können Düngemittel gravierende Folgen haben.

Es kommt zu Grund- und Trinkwasserbelastung sowie zur Eutrophierung durch Phosphate.

Wachstumsregulatoren werden zur Ertragssteigerung oder zur Erleichterung von Pflanzenpflege und Ernte eingesetzt. Sie sind den Herbiziden ähnlich und dienen unter anderem der Wachstumshemmung und Halmfestigung bei Getreide, zur Keimhemmung bei Kartoffeln und zur Produktion kernloser Weintrauben. Entlaubungsmittel dienen zur Erleichterung der maschinellen Ernte beispielsweise bei Baumwollpflanzen und Kartoffeln. Die bei uns eingesetzten Wachstumsregulatoren gelten als gesundheitlich unbedenklich.

Tierarzneimittel werden in großer Zahl zur Therapie oder Prophylaxe von Erkrankungen angewandt (z. B. Anabolika, Analgetika, Antiseptika, Antibiotika, Hormone, Impfstoffe, Corticoide, Laxantien, Psychopharmaka). In Deutschland werden mindestens 2000 Tonnen an Tierarzneimitteln mit insgesamt über 70 verschiedenen Wirkstoffen eingesetzt, vor allem in der intensiven Massentierhaltung. Die in der Tierzucht verwendeten Antibiotika stehen im Verdacht, die Entstehung und Ausbreitung resistenter, für den Menschen pathogener Bakterien zu fördern.

40. Welche natürlichen Schadstoffe sind in Lebensmitteln enthalten? Beim Thema Schadstoffe in Lebensmitteln denken die meisten Menschen an Chemikalien, die durch menschliche Einwirkung in Lebensmittel gelangt sind, wie Tierarzneimittel oder Pestizide. Es gibt jedoch auch von Natur aus in Lebensmitteln enthaltene Schadstoffe. Pflanzen produzieren nämlich neben Nährstoffen, Ballaststoffen und den gesundheitsförderlichen sekundären Pflanzenstoffen auch giftige Substanzen, um sich vor Fraßfeinden und Mikroorganismen zu schützen.

Solanin kommt überwiegend in Kartoffeln vor, besonders im Stängel und in den Blättern. Aber auch in und direkt unter der Schale der Kartoffelknolle ist Solanin zu finden. Insbesondere grüne Stellen an der Kartoffel enthalten Solanin, sie sollten daher vor dem Kochen großzügig entfernt werden. Solanin ist hitzebeständig und wird durch Kochen nicht zerstört. Allerdings geht es zum großen Teil in das Kochwasser über, das deshalb nicht weiter verwendet werden sollte. Früher kam es häufiger zu Vergiftungen durch Solanin. Eine Solaninvergiftung äußert sich durch Magen-Darm-Beschwerden und Gliederschmerzen, nur bei der Aufnahme extrem hoher Mengen kann Solanin tödlich wirken. Unter Beachtung der genannten Maßnahmen ist der Verzehr von Kartoffeln völlig ungefährlich.

Unreife Tomaten bzw. die grünen Stellen an Tomaten enthalten auch Solanin und sollten nicht verzehrt werden.

Phasin findet sich in grünen Bohnen (→ Frage 16). Im Gegensatz zu Solanin wird es durch Kochen zerstört und stellt daher im Normalfall für den Menschen keine Gefahr dar.

Cumarin ist ein natürlicher Aromastoff in Zimt. Im Tierversuch wurde eine krebsfördernde Wirkung festgestellt, die sich jedoch nicht auf den Menschen übertragen lässt, da extrem hohe Mengen verabreicht wurden. Bei Menschen kann Cumarin die Leber schädigen, wenn es in hohen Mengen aufgenommen wird. Als absolut unbedenklich gilt die tägliche Zufuhr von 0,1mg pro kg Körpergewicht; etwa 7 mg pro Tag stellen für einen Erwachsenen keine Gefährdung dar. Da 1 kg Zimtplätzchen zwischen 22 und 77 mg Cumarin enthalten, müsste ein Erwachsener täglich 100 g Zimtgebäck verzehren, um eine eventuell schädliche Menge an Cumarin aufzunehmen. Lediglich bei kleinen Kindern ist Vorsicht geboten, die wegen ihres geringen Körpergewichts entsprechend weniger Cumarin vertragen als Erwachsene. Sie sollten daher nicht regelmäßig größere Mengen Zimt aufnehmen.

Die *cyanogenen Glykoside* kommen in Aprikosenkernen und Bittermandeln vor, sie setzen giftige Blausäure frei. Aprikosenkerne und Bittermandeln werden zur Herstellung von Marzipan, Persipan und Bittermandelöl verwendet. Da die giftige Blausäure bei entsprechender Zubereitung zum großen Teil aus den Produkten entfernt wird und Grenzwerte für den Blausäuregehalt vorgeschrieben sind, sind diese Produkte ungefährlich. Bei der Verwendung von Aprikosenkernen oder bitteren Mandeln im Haushalt ist jedoch Vorsicht geboten, da bereits 5 bis 6 Bittermandeln für kleine Kinder tödlich sein können, wenn sie roh verzehrt werden. Auch in alten Sorten von Maniok, Yams, Bambus und Limabohnen sind cyanogene Glykoside enthalten, die jedoch durch Zerkleinern, Einweichen und Kochen entfernt werden können.

Neben pflanzlichen Giftstoffen können Lebensmittel natürliche Schadstoffe enthalten, die von Mikroorganismen gebildet werden. Bei den von Bakterien gebildeten Giften ist besonders das *Botulinumtoxin* von Bedeutung. Es findet sich vor allem in unzureichend sterilisierten Konserven und löst schwere Lebensmittelvergiftungen aus.

Von Schimmel befallene Lebensmittel können Mykotoxine enthalten. Das gefährlichste Schimmelgift ist das *Aflatoxin*, das Leberkrebs auslösen kann. Es findet sich in unsachgemäß gelagerten Erdnüssen und Pistazien, seltener in Getreide und daraus hergestellten Produkten.

Ein typischer natürlicher Schadstoff in Getreide ist das *Mutterkorn*. Dabei handelt es sich um einen Schlauchpilz, der besonders Roggen befällt. Im Mittelalter starben Menschen an Verunreinigungen durch Mutterkorn; heute findet es sich durch gute Kontrolle in den Müllereien so gut wie nicht mehr. Eine Gefahr besteht allerdings bei nicht konventionell gereinigtem Getreide, wenn dieses nicht sorgfältig kontrolliert wird.

Merke: Die Menge macht's, ob ein Gift ein Gift ist. *(Paracelsus)*

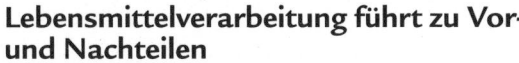

Lebensmittelverarbeitung führt zu Vor- und Nachteilen

41. Welche Vor- und Nachteile hat das Erhitzen der Lebensmittel? Unsere frühen Vorfahren nutzten Feuer zunächst als Quelle für Wärme und Licht. Wann der Mensch erstmals Feuer zur Zubereitung seiner Nahrung eingesetzt hat, ist nicht mit Sicherheit bekannt. Historische Hinweise zur systematischen Verwendung des Feuers zu Nahrungszwecken datieren in den Zeitraum von vor 200 000 bis 250 000 Jahren. Neueren Studien zufolge soll der gezielte Einsatz von Feuer zur Zubereitung pflanzlicher Nahrung bereits vor einer Million Jahre praktiziert worden sein. Dieser Befund bleibt aber bisher ungeklärt.

Mit dem Einsatz von Feuer zur Nahrungszubereitung erschloss sich der Mensch Nahrungsquellen, die er vorher nicht nutzen konnte und die seine Kost zunehmend verfeinerten. Dieser Prozess veränderte grundlegend seine gesamte kulturelle Entwicklung.

Durch das Erhitzen von Lebensmitteln ergibt sich eine Reihe von *Vorteilen*. So verlängern sich die Haltbarkeit und die Sicherheit der Speisen, denn Krankheitserreger wie Salmonellen, Listerien und Colibakterien oder Trichinen (Fadenwürmer) aus kontaminierten Rohprodukten (Rohmilch, Rohmilchkäse, rohe Fleischprodukte, Frischeier, Rohgemüse) werden durch Erhitzen unschädlich gemacht. Darüber hinaus erhöht sich der Genusswert in Form von Geruch, Geschmack und Konsistenz. Denn durch das Erhitzen entstehen neue und attraktive Geschmacksstoffe wie Maillardprodukte in der Brotkruste, welche die sensorische Qualität von Speisen positiv beeinflussen.

Einige Knollen- und Wurzelfrüchte werden durch Erhitzen erst verdaulich, da die Hitze die Zellmembranen aufbricht. Dadurch erhöhen sich die Bekömmlichkeit sowie die Bioverfügbarkeit der Nährstoffe, sodass gesundheitsfördernde Stoffe, beispielsweise die Carotinoide, besser vom Körper aufgenommen werden können. Hitze denaturiert Proteine, denn sie verändert die Struktur der Proteine, die dadurch für Verdauungsenzyme schneller zugänglich sind.

Inhaltsstoffe wie Glykoside oder Lektine, die in Hülsenfrüchten vorkommen, können gesundheitsschädlich sein, wenn sie in unerhitzter Form aufgenommen werden (→ Frage 16). Einweichen und längeres Kochen macht diese Substanzen unwirksam.

Ob der verringerte Zeitaufwand für den Verzehr erhitzter Kost ein Vorteil ist, wird inzwischen bezweifelt. Denn der schnelle Verzehr unterläuft die Sättigungsmechanismen des Körpers und begünstigt dadurch Übergewicht. Erhitzte Kost hat zudem eine größere Energiedichte, die bei den derzeitigen Lebensbedingungen eher nachteilig ist.

Die potenziellen *Nachteile*, die sich durch das Erhitzen ergeben, bestehen im Verlust der biologischen Aktivität von Vitaminen und weiteren gesundheitsfördernden Inhaltsstoffen der Lebensmittel. Diese Verluste sind abhängig von der Erhitzungsintensität und -dauer und können bis zu 100 % betragen.

Bisher gab es kaum wissenschaftliche Hinweise darauf, dass der Verzehr von gekochter Nahrung in irgendeiner Weise die Gesundheit des Menschen schädigt. Inzwischen mehren sich aber die Anzeichen, dass die beim Erhitzen von Lebensmitteln entstehenden Glykotoxine potenziell gesundheitsschädliche Verbindungen darstellen. Glykotoxine sind Produkte, die durch eine Reaktion von Eiweißen mit Zuckern entstehen. Sie werden auch im Körper selbst gebildet. Die Menge der gebildeten Glykotoxine ist abhängig vom Gehalt an Eiweißen, Zuckern, aber auch Fetten sowie vom Erhitzungs- und Verarbeitungsgrad. Je höher der Protein- und auch Fettgehalt eines Lebensmittels ist und je höher und länger dieses erhitzt wird, desto höher ist sein Gehalt an Glykotoxinen. Hohe Konzentrationen finden sich vor allem in gegrillten und gebratenen Fleisch- und Wurstwaren, Keksen und Gebäck sowie in erhitzten Milchprodukten. Mit der üblichen Kost werden dem Körper also größere Mengen an Glykotoxinen zugeführt. Glykotoxine werden als Risiken für koronare Herzkrankheit, Übergewicht, Diabetes mellitus Typ 2 sowie Dickdarmkrebs diskutiert. Gesicherte Erkenntnisse dazu stehen allerdings noch aus.

42. Gehen beim Schälen von pflanzlichen Lebensmitteln Nährstoffe verloren? Vitamine, Mineralstoffe, Ballaststoffe und sekundäre Pflanzenstoffe sind oft in höchster Konzentration in den Randschichten pflanzlicher Lebensmittel enthalten. Dieses ist nicht verwunderlich, da diese Substanzen die Pflanzen gegen Umwelteinflüsse wie Sonnenlicht, Sauerstoff und Pflanzenschädlinge schützen.

Viele der essbaren Randschichten werden sowohl in der industriellen Lebensmittelherstellung als auch im privaten Haushalt entfernt, da sie entweder verarbeitungstechnisch unerwünscht sind, nicht dem Verbrauchergeschmack entsprechen oder als zu belastet angesehen werden. Dabei ließen sich eventuell auf der Oberfläche haftende Schadstoffe durch gründliches Reinigen entfernen. Durch das Entfernen der Schale von Obst, Gemüse und Getreidekörnern wird der Gehalt an Vitaminen, Mineralstoffen, Ballaststoffen und sekundären Pflanzenstoffen in der Regel erheblich vermindert.

Vitamine und *Mineralstoffe* sind bei vielen Pflanzen in den Randschichten enthalten. So befindet sich das Vitamin C des Apfels beispielsweise zu über der Hälfte in der Apfelschale.

Die präventiv wirksamen *sekundären Pflanzenstoffe* sind bei Obst, Gemüse und Getreide überwiegend in den Randschichten zu finden, da sich die Pflanzen auf diese Weise vor oxidativen Schädigungen, UV-Strahlung und Fraßfeinden schützen.

Flavonoide, eine Untergruppe der sekundären Pflanzenstoffe, finden sich in den Randschichten der Pflanzen sowie in Blättern. Beim Schälen von Tomaten (z. B. für Dosentomaten) oder Äpfeln reduziert sich der Gehalt von Flavonoiden dramatisch. Im geklärten Apfelsaft bleiben 80–95 % der Flavonoide im Pressrückstand zurück. Beim Schälen eines Apfels wird über 95 % des krebspräventiven Quercetins entfernt. Da sich in der inneren, weißen Haut von Zitrusfrüchten die gesundheitlich bedeutsamen Flavonoide finden, sollten diese möglichst mit verzehrt werden.

Polyphenole sind bei Karotten zu 85 % in der Schale enthalten. Deshalb sollten Karotten nach gründlicher Reinigung möglichst ungeschält verzehrt werden.

Damit unsere Lebensmittel so viel gesundheitsförderliche Inhaltsstoffe wie möglich liefern, sollten aus den genannten Gründen nur diejenigen Pflanzenteile entfernt werden, die für den Verzehr nicht geeignet sind. Auch Kartoffeln sollten mit der Schale gekocht werden. Vom Verzehr der Schale hingegen ist wegen der vorhandenen gesundheitsschädlichen Glykoalkaloide wie Solanin abzuraten.

43. Warum sollte Gemüse und Obst erst kurz vor dem Verzehr zerkleinert werden? Fast jeder Verarbeitungsprozess von Lebensmitteln führt zu Verlusten von Vitaminen, Mineralstoffen, Ballaststoffen und sekundären Pflanzenstoffen. Bei der mechanischen Bearbeitung (Zerkleinern) von Gemüse und Obst treten vor allem Vitaminverluste auf. Die Höhe der Verluste ist dabei abhängig von der Art des Lebensmittels, von der Temperatur, vom pH-Wert, von der UV-Strahlung (Licht) und von der Dauer der Einwirkung.

Durch das Zerkleinern wird das Zellgefüge zerstört, sodass Nährstoffe austreten und verloren gehen. Durch die größere Angriffsfläche können oxidative Reaktionen stattfinden, die zum Vitaminabbau führen. Dieser Effekt nimmt mit der Zerstörung des Zellgefüges zu, es steigert sich vom Schneiden über Reiben bis zum Pürieren.

Die Vitaminverluste können anhand der besonders hohen Empfindlichkeit von Vitamin C als Referenzsubstanz gemessen werden. So führt das Zerkleinern je nach Gemüseart und Zerkleinerungsgrad nach 15 Minuten zu einer Abnahme des Vitamin-C-Gehalts um 2–10 %. Nach einer Stunde im Wasserbad verdoppeln sich die Verluste. Pürierter Weißkohl verliert beispielsweise direkt nach dem Mixen 10 % seines Vitamin-C-Gehalts, nach zwei Stunden hat sich der Verlust auf über 30 % mehr als verdreifacht.

Der Abbau von Vitaminen lässt sich deutlich begrenzen, indem Gemüse und Obst vor dem Zerkleinern gesäubert und gewaschen werden, aber nicht im Wasser liegen bleiben. Erst direkt vor dem Verzehr sollten sie möglichst wenig zerkleinert oder weiterverarbeitet werden.

Die Vitaminverluste lassen sich durch die Zugabe von Essig an den Salat oder Zitronensaft an den Obstsalat stark reduzieren. Normalerweise werden die Schnittflächen eines angeschnittenen Apfels nach kurzer Zeit unansehnlich braun. Werden die Schnittflächen sofort mit Zitronensaft beträufelt, lässt sich die enzymatische Bräunungsreaktion über längere Zeit verhindern. Bei der Herstellung von cremigen Gemüsesuppen sollte diese erst kurz vor dem Servieren püriert werden.

Es ist bekannt, dass hohe Temperaturen und lange Warmhaltezeiten den Vitamingehalt der Kost reduzieren. Daher sollte Warmhalten wenn möglich vermieden oder die Temperatur so niedrig wie möglich gehalten werden.

44. Welche Inhaltsstoffe werden bei der Mehlherstellung entfernt? Getreide dient seit Jahrtausenden als wichtigste Nahrungsgrundlage des Menschen. Weltweit stammen etwa die Hälfte der insgesamt aufgenommenen Nahrungsenergie und etwa 40 % des verzehrten Proteins aus Getreide. Erzeugnisse aus dem ganzen Korn sind *ernährungsphysiologisch* sehr wertvoll. Von den Nährstoffen, die der Mensch benötigt, fehlen im Getreidekorn nur wenige (z. B. Vitamin C) bzw. manche sind nur in sehr geringer Menge vorhanden (z. B. Calcium). Getreide ist außerdem reich an Ballaststoffen, wichtigen Mineralstoffen und B-Vitaminen.

Vitamine und *Mineralstoffe* sind beim Getreide in den Randschichten und zusätzlich im Keimling enthalten. Bei der Mehlherstellung bleiben im Vollkornmehl sämtliche Inhaltsstoffe erhalten. Bei der Herstellung von weißem Mehl dagegen, wie dem Auszugsmehl Typ 405, werden nicht nur die Randschichten entfernt, sondern auch der Keim. Dadurch gehen 50 bis 99 % der ursprünglichen Mineralstoffe wie Kalium, Eisen und Magnesium verloren. Bei den Vitaminen betragen die Verluste zwischen 30 und 90 %.

Von den verschiedenen *Ballaststoffen* gehen bei der Weißmehlherstellung über zwei Drittel verloren. Diese Ballaststoffe spielen eine wichtige Rolle in der Prävention von Herz-Kreislauf-Erkrankungen, Diabetes und bestimmten Tumorarten des Magen-Darm-Trakts (→ Frage 37).

Ein *sekundärer Pflanzenstoff* wie die Ferulasäure (eine Phenolsäure) ist im Getreide fast ausschließlich in den Randschichten zu finden, Auszugsmehl Typ 405 enthält nur noch etwa 10 % der Menge, die im Vollkorn vorhanden ist. Die Ferulasäure schützt gegen Bakterien und freie Radikale, außerdem senkt sie das Risiko für Krebs.

Vollkornbrot und -brötchen müssen mindestens zu 90 % aus Vollkorn bestehen. Ein 10-prozentiger Zusatz von niedriger ausgemahlenen Mehltypen bzw. Restbrot ist erlaubt. Spezielle Vollkornbäckereien stellen Brot, Brötchen, Kuchen usw. aus 100 % Vollkornanteil her.

Aus ernährungsphysiologischen Gründen ist es sinnvoll, das Getreide als Vollkorn zu verwenden. Durch die Abtrennung der verderblichen und unverdaulichen Teile gehen ernährungsphysiologisch wichtige Substanzen verloren.

45. Welche Schadstoffe entstehen durch die Verarbeitung von Lebensmitteln?

Bei der Lebensmittelverarbeitung können herstellungsbedingt Stoffe entstehen, die als gesundheitsgefährdend eingestuft werden. Diese Stoffe sind deshalb unerwünscht, aber aufgrund der Herstellungsverfahren nicht immer völlig vermeidbar. Die wichtigsten dieser Substanzen entstehen durch Erhitzen der Lebensmittel.

Acrylamid kann beim starken Erhitzen stärkehaltiger Lebensmittel sowohl in der gewerblichen Verarbeitung als auch im privaten Haushalt entstehen, besonders in Backwaren, Getreide- und Kartoffel-produkten. Beim Braten, Backen, Frittieren oder Rösten verbinden sich Einfachzucker wie Fruktose oder Glukose und die Aminosäure Asparagin unter Hitzeeinwirkung von über 100 °C zu Acrylamid. Die Entstehung von Acrylamid hängt von der Höhe der Temperatur, der Dauer der Einwirkung sowie der Trockenheit des Produkts ab.

Besonders hohe Werte an Acrylamid weisen Knabbereien wie Kartoffelchips und Pommes frites auf. Mittlere bis hohe Werte finden sich in Knäckebrot und Keksen, während Brot, Zwieback oder Frühstückszerealien eine niedrigere Belastung aufweisen. Auch die Zusammensetzung des Lebensmittels hinsichtlich des Gehalts an Zucker oder der Aminosäure Asparagin sowie die Lagerung vor der Verarbeitung haben einen Einfluss auf die Acrylamidbildung. So neigen Kartoffeln, die nicht kälter als 8 °C gelagert wurden, weniger zur Acrylamidbildung.

Acrylamid wird als «wahrscheinlich kanzerogen für den Menschen» eingestuft, sodass mit Acrylamid belastete Lebensmittel ein gesundheitliches Risiko für den Menschen darstellen. Die Lebensmittelhersteller wurden daher aufgefordert, die Acrylamidbildung so weit wie möglich zu minimieren.

Eine zu hohe Aufnahme an Acrylamid lässt sich vermeiden, indem hoch belastete Lebensmittel wie Knabberartikel nicht oder nur selten verzehrt werden. Bei der küchentechnischen Zubereitung im Privathaushalt kann die Acrylamidbildung verringert werden, indem Garverfahren mit Temperaturen von über 175 °C möglichst gemieden werden. Die Acrylamidbildung lässt sich aber auch optisch überwachen, da sie mit Bräunungsreaktionen verknüpft ist. Durch einfache Beobachtung kann eine übermäßige Bräunung während der Erhitzung vermieden werden.

Transfettsäuren entstehen natürlicherweise über die mikrobielle Hydrierung (Addition von Wasserstoff) von ungesättigten Fettsäuren im Pansen von Wiederkäuern. Deshalb finden sich geringe Mengen an Transfettsäuren in der Milch und im Fett von Wiederkäuern (3–5 % der Gesamtfettsäuren). In der industriellen Lebensmittelverarbeitung entstehen Transfettsäuren bei der chemischen Härtung von Fettsäuren, um die Stabilität von Fetten zu erhöhen und um deren Struktur zu verbessern. Transfettsäuren können auch unbeabsichtigt durch eine hohe Temperatureinwirkung entstehen, wie es bei bestimmten Zubereitungsformen (z. B. Braten, Frittieren) der Fall ist. Transfettsäuren finden sich daher überwiegend in Lebensmitteln, die unter Einsatz von hohen Temperaturen oder gehärteten Fetten hergestellt werden wie in Pommes frites, Snacks, Fertiggerichten, Süßwaren, Trockensuppen und bestimmten Margarinen.

Die Aufnahme von Transfettsäuren erhöht in erster Linie die Konzentration der Triglyceride sowie das unerwünschte LDL-Cholesterin im Blut. Außerdem wird das für die Gesundheit wichtige HDL-Cholesterin gesenkt. Diese ungünstigen Veränderungen der Blutfettwerte erhöhen das Risiko für Herz-Kreislauf-Erkrankungen. Deshalb sollte die Zufuhr von Transfettsäuren so niedrig wie möglich gehalten werden (unter 1 % der Nahrungsenergie). In manchen Ländern wie Dänemark existieren inzwischen gesetzlich festgelegte Obergrenzen für Transfettsäuren in Lebensmitteln.

Übrigens: Beim Kochen und Dünsten entstehen weder Acrylamid noch Transfettsäuren.

46. Wie schädlich ist stark gebratenes oder gegrilltes Fleisch? Bei bestimmten Garmethoden wie Grillen oder Braten wird das Fleisch Temperaturen bis zu 300 °C ausgesetzt. Durch das Erhitzen bilden sich die typischen Röst- und Aromastoffe in der sogenannten Maillard-Reaktion (Bräunungsreaktion), von denen viele bislang noch unbekannt sind. Weiterhin entsteht eine Reihe von Substanzen, die sich als gesundheitsgefährdend erwiesen haben. Diese Stoffe werden drei Substanzklassen zugeordnet.

Heterozyklische aromatische Amine (HAAs) entstehen bei Temperaturen von über 130 °C und bilden sich aus dem Zusammenwirken von Eiweißabbauprodukten (Kreatin und Kreatinin), Aminosäuren und Kohlenhydraten. Diese Stoffgruppe umfasst mehr als 20 identifizierte Substanzen, aus denen im Körper HAA-Stoffwechselprodukte entstehen. Diese können mit der menschlichen Erbsubstanz Bindungen (sog. DNA-Addukte) eingehen und dadurch Mutationen bewirken, die den Beginn einer Krebsentstehung bedeuten können. Die tägliche Aufnahme von 1 µg gilt als unbedenklich. In einer Portion hoch erhitztem Fleisch kann jedoch die zehnfache Menge enthalten sein.

Polyzyklische, aromatische Kohlenwasserstoffe (PAKs) wie das Benzpyren treten vor allem auf, wenn Fette verbrennen. Dies erfolgt, wenn Fett vom Grillgut auf die Glut tropft und sich der entstehende bläuliche Rauch am Grillgut niederschlägt. Bei starker Rauchentwicklung wurden 80-fach höhere Werte an Benzpyren als an der Ausgangsware festgestellt. PAKs haben sich als potenziell krebserregend erwiesen. Sie finden sich auch in Tabakrauch, in Autoabgasen und in Emissionen von Heizungsanlagen.

Nitrosamine entstehen beim Erhitzen in mit Nitrat gepökelten Fleischwaren wie Leberkäse, Kasseler oder Würstchen. Das aus Nitrat gebildete Nitrit reagiert dabei mit Aminen aus Eiweißverbindungen bei Temperaturen von über 130 °C. Nitrosamine gelten als krebserregend.

Wesentliche Einflussfaktoren auf die Bildung von PAKs, HAAs und Nitrosaminen sind die Dauer der Einwirkung, die Temperatur, die Zubereitungsmethode sowie der Fettgehalt des Fleisches. Da die Temperaturen beim Braten und Grillen sehr viel höher liegen als bei schonenden Garverfahren wie Kochen oder Dünsten, entstehen hier besonders viele dieser problematischen Substanzen.

Übrigens: HAAs wurden bisher nicht in gegrilltem Gemüse nachgewiesen.

47. Ist Kochen mit Mikrowellengeräten zu empfehlen? Im Mikrowellengerät erhitzte Speisen haben für viele Menschen aufgrund der Zeitersparnis einen hohen Eignungswert. Der Genusswert der so erhitzten Speisen wird individuell unterschiedlich beurteilt. Lediglich über den Gesundheitswert lassen sich aus der Sicht der Qualitätsbeurteilung der Lebensmittel objektive Aussagen treffen.

Seit der Einführung dieses relativ neuen Garverfahrens wurden immer wieder grundsätzliche Bedenken geäußert. Der Einfluss der Erhitzung der Kost mit Mikrowellen wurde vor allem in Bezug auf die Entstehung möglicher gesundheitsschädlicher Reaktionsprodukte und auf potenziell auftretende Nährstoffverluste untersucht. Auch die Risiken durch hygienische Aspekte sowie die technische Sicherheit der Geräte wurden sorgfältig geprüft. Diese verschiedenen Aspekte bedürfen eindeutiger Klärung, da inzwischen über 70 % der Haushalte Mikrowellengeräte besitzen.

Gesundheitsschädliche Reaktionsprodukte, die nicht im Rahmen der üblichen Erwärmung von Speisen entstehen, konnten in durch Mikrowellen erhitzten Lebensmitteln bislang nicht nachgewiesen werden.

Nährstoffverluste treten bei mit Mikrowellen erhitzten Speisen gleichermaßen auf wie bei konventionell erhitzten. Die Mikrowelle bietet dabei keinen generellen Vorteil bezüglich der Erhaltung von Nährstoffen, aber auch keinen Nachteil.

Ernährungsphysiologisch bedenklich ist aber der zunehmende Konsum von *Fertiggerichten*, der mit der Nutzung der Mikrowelle einhergeht. Häufig werden mikrowellengerechte Speisen mit gesättigten Fettsäuren, Kochsalz und Zusatzstoffen hergestellt, was aus gesundheitlicher Sicht ungünstig ist. Außerdem werden diese Speisen unter hohem Energieverbrauch tiefgekühlt und lange gelagert, was ökologisch nachteilig ist.

Hygienische Probleme können bei unsachgemäßer Handhabung von Mikrowellengeräten auftreten. So verursachen Lebensmittel, die bakteriell belastet sind und nur mangelhaft erhitzt werden, möglicherweise gesundheitliche Probleme. Denn die elektromagnetischen Wellen führen nur bei entsprechender Anwendungsdauer und Erhitzungsstufe zu einer gleichmäßigen Erhitzung des gesamten Lebensmittels und können auch nur dann eventuell vorhandene Keime abtöten. Deshalb sollten die Garzeiten entsprechend den Bedienungsanleitungen stets beachtet werden. Sicherheitshalber sollte man Lebensmittel, die häufiger belastet sind, wie Geflügel- oder Roheiprodukte, bevorzugt mit konventionellen Verfahren erhitzen.

Die *technische Sicherheit* von Mikrowellengeräten wurde und wird aufgrund einer möglicherweise auftretenden sogenannten Leckstrahlung immer wieder angezweifelt. Eine gesundheitliche Gefährdung ließ sich bisher allerdings nicht nachweisen. Dies gilt auch für postulierte Wirkungen von schwachen Hochfrequenzfeldern, die biologische Effekte auslösen können und dadurch Körperfunktionen wie Schlafverhalten, Hormonveränderungen und Hirnfunktionen beeinträchtigen sollen. Eine gewisse Verunsicherung entsteht wohl auch durch den Hinweis der Hersteller, dass Schwangere sich nicht in der Nähe von Mikrowellengeräten aufhalten sollten.

Übrigens: Es gibt keine Sicherheit, nur verschiedene Grade der Unsicherheit. *(Anton Neuhäusler)*

48. Welche Gefahren bergen bestrahlte Lebensmittel? Bei der Bestrahlung von Lebensmitteln werden die ionisierenden Gammastrahlen des Radioisotops Kobalt 60 genutzt. Alternativ werden Elek-

tronenbeschleuniger eingesetzt. Die Strahlendosis ist je nach Lebensmittel streng limitiert. Die ionisierenden Strahlen bewirken eine Hemmung der Zellteilung durch Schädigung der Erbinformationen. Dadurch werden Wachstum und Vermehrung von Mikroorganismen und Parasiten sowie das Auskeimen von Pflanzen unterbunden. Bestrahlte Lebensmittel müssen entsprechend gekennzeichnet werden.

Der Hauptgrund für die Bestrahlung von Lebensmitteln ist die Verbesserung der Haltbarkeit, die auf drei Ebenen erfolgt: erstens durch das Abtöten von unerwünschten Organismen wie Insekten und Maden (z. B. in Trockenwaren, Tee, Gewürzen, Fleisch, Fisch), zweitens durch eine Reduzierung der Keimbelastung durch Mikroorganismen (z. B. in Gewürzen, Geflügel, Rohmilchprodukten) und drittens durch Keimhemmung (z. B. in Zwiebeln, Kartoffeln, Knoblauch).

Bei Experten besteht weitgehend Übereinstimmung darüber, dass vom Verzehr bestrahlter Lebensmittel keine unmittelbaren Gefahren für die Verbraucher ausgehen. Allerdings können bei bestrahlten Lebensmitteln – auch durch die dadurch mögliche längere Lagerung der Lebensmittel – Nährstoffverluste auftreten.

Die *Nährstoffverluste* können bis zu 50 % betragen, sie betreffen in erster Linie die Vitamine E und B_1, aber auch die Vitamine A, C und K sowie Carotinoide. Die unterschiedlich hohen Vitaminverluste treten in Abhängigkeit vom Gehalt an Wasser, Luftsauerstoff und Lagerungsdauer der bestrahlten Lebensmittel auf.

In Deutschland spielt die Bestrahlung von Lebensmitteln eine unbedeutende Rolle. In einer amtlichen Untersuchung waren etwa 1,5 % der Lebensmittel bestrahlt, 0,3 % waren als bestrahlt gekennzeichnet, aber in Deutschland nicht zugelassen. Dabei handelte es sich überwiegend um asiatische Fertigprodukte. Offiziell dürfen in Deutschland lediglich getrocknete aromatische Kräuter und Gewürze bestrahlt und dann verkauft werden. Die Bestrahlung muss in zugelassenen Bestrahlungsanlagen durchgeführt werden. In anderen EU-Ländern sind Ausnahmen erlaubt. So dürfen in Belgien, Frankreich, Italien, Großbritannien und den Niederlanden Lebensmittel wie Kartoffeln, Zwiebeln, Getreideflocken, Trockengemüse, Geflügel, Froschschenkel u. a. bestrahlt werden.

Eine gute Verarbeitung von Lebensmitteln macht deren Bestrahlung weitgehend überflüssig. Auch herkömmliche Verfahren wie das Dämpfen erfüllen den Zweck der Verlängerung der Haltbarkeit. Die gesundheitlichen Risiken der Bestrahlung sind nach Ansicht einiger Wissenschaftler und Verbraucherverbände noch nicht vollständig geklärt. Da es technologisch nicht notwendig ist, Lebensmittel zu bestrahlen, lehnen diese Gruppen sowie die Hersteller von ökologischen Lebensmitteln Bestrahlung prinzipiell ab.

49. Wie gesund ist Tiefkühlkost? Der Gesundheitswert von Tiefkühlkost wird vornehmlich durch die Art der Tiefkühlprodukte sowie durch die unterschiedlichen Verarbeitungsschritte bei der Tiefkühlung bestimmt. Insgesamt ist die Tiefkühlung von Lebensmitteln nährstoffschonender als andere Konservierungsmethoden wie die Hitzekonservierung (Konservenprodukte).

Zunächst richtet sich der Gesundheitswert der Tiefkühlkost wie der aller anderen Speisen nach dem Gehalt an gesundheitsfördernden bzw. gesundheitsmindernden Inhaltsstoffen *vor* der Kühlung, inklusive der Zusätze an Fett, Zucker und Salz sowie Farb- und Geschmacksstoffen. Der Gehalt der zu kühlenden Kost an Vitaminen, Mineral- und Ballaststoffen ist in erster Linie abhängig vom *Convenience*-Grad, das heißt vom Grad der Verarbeitung. Je stärker ein Lebensmittel verarbeitet wird, desto größer sind die Nährstoffverluste. So weisen küchenfertige Rohprodukte (z. B. portioniertes Rohgemüse, Obst, ungewürzte Fleischteile oder roher Fisch) wesentlich weniger Verluste auf als (in steigendem Maße) garfertige Produkte (z. B. vorgewürztes oder paniertes Fleisch, Fisch, Geflügel), fertige Teilgerichte (z. B. Rahmgemüse) und Fertiggerichte (z. B. Pizza, Lasagne, Paella).

Nährstoffverluste treten in der gesamten Verarbeitungskette auf. Insbesondere bei Obst und Gemüse führt bereits das Zerkleinern zu Vitaminverlusten (→Frage 43). Beim Dampfblanchieren sind die Verluste relativ gering, beim Blanchieren im Wasserbad hingegen können 10–30 % der Vitamine zerstört und genau so viele Mineralstoffe ausgewaschen werden. Die Aussage der Hersteller, dass beim Tiefkühlen die Vitaminaktivitäten erhalten bleiben, ist fast richtig, unter der Voraussetzung, dass man die Verluste vor der Tiefkühlung nicht mit einrechnet. Die Aussage ist aber auch deshalb nur fast richtig, weil während der Lagerung bei –18 bis –25 °C pro Monat 0,5–5 % der Vitamin-C-Aktivität verloren gehen; bei anderen Vitaminen sind die Verluste allerdings wesentlich geringer. Ohne Blanchieren der Ware liegen die Verluste darüber.

Beim Auftauen und Erhitzen der Kost kann der Vitaminverlust

zusätzlich 10–40 % betragen. Insgesamt gesehen geht durch die gesamte Verarbeitungskette ein beträchtlicher Teil der in der Frischkost vorhandenen gesundheitsfördernden Substanzen verloren.

Aufgrund der niedrigen Temperaturen ist ein mikrobieller Verderb bei Tiefkühlprodukten unwahrscheinlich. Deshalb ist der Einsatz von Konservierungsstoffen bei diesen Produkten in aller Regel nicht erforderlich.

Man sollte beim Einkauf und Verzehr von Tiefkühlkost bedenken, dass bei der Tiefkühlung beträchtliche Mengen an Energie aufgewendet werden, um die Kühlkette von der Verarbeitung bis zum Endverbraucher aufrechtzuerhalten. Aus ökologischen Gründen sollte daher der Konsum von Tiefkühlprodukten begrenzt sein. Werden in Ausnahmefällen Tiefkühlprodukte verwendet, dann sollte man Produkte mit geringen Vorverarbeitungsstufen und Erzeugnisse aus ökologischer Landwirtschaft bevorzugen.

50. Wann sind Nahrungsergänzungsmittel sinnvoll? Nahrungsergänzungsmittel sind rechtlich gesehen Lebensmittel, die dazu bestimmt sind, die allgemeine Ernährung zu ergänzen. Dabei handelt es sich um Konzentrate von Nährstoffen (z. B. Vitamine, Mineralstoffe, Aminosäuren, Fettsäuren) oder sonstigen Stoffen (z. B. Ballaststoffe, Kräuterextrakte), die allein oder in Zusammensetzung eine ernährungsspezifische physiologische Wirkung ausüben. Üblicherweise werden diese in dosierter Form als Kapseln, Pastillen, Tabletten, Pillen oder Pulver angeboten und in Verkehr gebracht.

Grundsätzlich werden durch eine vollwertige Ernährung sämtliche für den menschlichen Organismus notwendigen Nährstoffe über normale, nicht angereicherte Lebensmittel in ausreichender Menge zugeführt. Ausnahmen bilden der kritische Nährstoff Jod sowie nach neuen Erkenntnissen Vitamin D. Die Sicherstellung der Jodzufuhr für die Allgemeinbevölkerung erfolgt durch den Einsatz von angereichertem Jodsalz. Schwangeren und Stillenden wird nach Rücksprache mit dem Arzt eine Supplementierung empfohlen. Da nur wenige Lebensmittel (Fische, Eier, Pilze) nennenswerte Mengen an Vitamin D enthalten und die Eigensynthese in der Haut durch Sonneneinstrahlung in der sonnenarmen Jahreszeit nicht ausreicht, wird über eine Supplementierung in den Wintermonaten nachgedacht. Das gilt insbesondere für ältere, bettlägerige Menschen (→ Frage 36).

Nahrungsergänzungsmittel können von *Vorteil* sein, wenn sich durch Erkrankungen (z. B. Magen-Darm-Erkrankungen), aufgrund eines entsprechenden Ernährungsverhaltens (Mangelernährung, Magersucht) oder wegen eines erhöhten Bedarfs (Schwangerschaft, Stillzeit, Wachstum) eine gesundheitlich ausreichende Versorgung mit bestimmten Nährstoffen nicht gewährleistet ist. In diesen Situationen kann der Einsatz von Nahrungsergänzungsmitteln vorübergehend eine Hilfe sein. Das trifft vor allem auf alte Menschen zu. Allerdings sollten Supplemente nur nach wissenschaftlicher Indikation bzw. ärztlicher Rücksprache eingenommen werden.

Durch einen permanenten oder unkontrollierten Konsum von Nahrungsergänzungsmitteln können sich *Gesundheitsgefahren* ergeben. So wird von der Einnahme von isoliertem ß-Carotin wegen Lungenkrebsgefahr abgeraten. Auch eine dauerhafte Überversorgung mit Eisen steht im Verdacht, das Risiko für die Entstehung von Herz-Kreislauf-Erkrankungen, Diabetes und Krebs zu erhöhen. Präparate aus isolierten sekundären Pflanzenstoffen wie Isoflavonen (Genistein) führen potenziell zu Gesundheitsschädigungen.

Nährstoffe in Nahrungsergänzungsmitteln können die Resorption (Aufnahme aus dem Darm) anderer Nährstoffe aus Lebensmitteln behindern. So blockieren hohe Konzentrationen von Calcium die Resorption von Eisen, Magnesium und Zink; hohe Eisenmengen vermindern die Resorption von Magnesium, und hohe Konzentrationen von Vitamin C hemmen die Resorption von Selen. Auf diese Weise lösen Nahrungsergänzungsmittel eventuell Nebenwirkungen aus, die bei einer vollwertigen Ernährung ohne Nahrungsergänzungsmittel nicht auftreten.

Unterschiedliche Wirkungen von natürlichen und künstlich hergestellten Nahrungsergänzungsmitteln wurden bislang wenig untersucht. Erfolgt die Aufnahme von Nährstoffen in Form isolierter Substanzen, ist sie allerdings höher als im Fall der Aufnahme aus Lebensmitteln. Deshalb sollte die Einnahme von Nahrungsergänzungsmitteln nur bei entsprechender Indikation, auf ärztlichen Rat und nur so lange erfolgen, bis sich der Nährstoffstatus normalisiert hat. Besondere Vorsicht ist bei bisher nur unzureichend untersuchten Stoffen geboten, die oftmals über das Internet mit teilweise unseriösen Heilsversprechen angeboten werden.

Nahrungsergänzungsmittel müssen den gesetzlichen Vorgaben entsprechen und dürfen nicht unkontrolliert in den Handel gelangen. In Deutschland übliche Präparate dürfen im Gegensatz zu den USA keine Mengen an Nährstoffen enthalten, die das Dreifache der täglichen Zufuhrempfehlungen überschreiten. Höher dosierte Präparate fallen unter das Arzneimittelgesetz. Eine riskante Überdosierung ist daher nur bei unsachgemäßer Anwendung zu erwarten.

Merke: Lasst unsere Nahrungsmittel so natürlich wie möglich. *(Werner Kollath)*

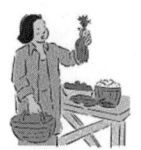

Alternativ essen liegt im Trend

51. Was sind alternative Ernährungsformen? Alternative Ernährungsformen folgen Konzeptionen, die sich deutlich von der üblichen Ernährungsweise in westlichen Industrieländern sowie von Reduktionsdiäten, therapeutischen Diäten, Ernährungskuren, regionalen Ernährungsweisen und bestimmten Ernährungspraktiken unterscheiden. Es handelt sich um ganzheitliche und präventiv ausgerichtete Ernährungsweisen. Die ihnen zugrunde liegenden Empfehlungen zur Lebensmittelauswahl berücksichtigen weitergehende Aspekte der Lebensmittelqualität (Art, Produktion, Verarbeitung, Zubereitung und Wirkung der Lebensmittel). Alternative Ernährungsformen sind keine kurzfristigen Modeerscheinungen, sie zeichnen sich durch Beständigkeit aus.

Trotz unterschiedlicher Ansätze und Begründungen weisen die verschiedenen alternativen Ernährungsformen eine Reihe von Gemeinsamkeiten auf. Eine wichtige Übereinstimmung ist die Bevorzugung pflanzlicher Lebensmittel (→ Frage 52), die jedoch unterschiedlich stark ausgeprägt ist, sodass hierdurch keine klare Differenzierung möglich ist. Einige alternative Ernährungsformen sind nahezu vegan (ohne jegliche Produkte von Tieren) angelegt, während andere auch mäßigen Fleisch- bzw. Fischverzehr zugestehen oder empfehlen. Neben der ganzheitlichen Sichtweise und der Bevorzugung pflanzlicher Lebensmittel gibt es folgende Gemeinsamkeiten:

- Ablehnung übertriebener Lebensmittelverarbeitung,
- Bevorzugung regionaler und saisonaler Lebensmittel,
- Bevorzugung schonender Zubereitungsmethoden.

Die meisten alternativen Ernährungsweisen bevorzugen Produkte aus ökologischer Landwirtschaft und lehnen bestimmte Produktionsverfahren und Techniken wie Lebensmittelzusatzstoffe und Gentechnik ab.

Die alternativen Ernährungsformen lassen sich in zwei Gruppen einteilen. Die vorwiegend *weltanschaulich* orientierten Kostformen weisen recht komplexe Ernährungsempfehlungen auf. Hier ist die Ernährung als Teil einer Gesamtphilosophie zu verstehen. Zu den wichtigsten Vertretern dieser Gruppe zählen folgende alternative Ernährungsformen:

- Mazdaznan-Ernährung,
- Makrobiotische Ernährung (neue Version),
- Ernährung im Ayurveda,
- Ernährung in der Traditionellen Chinesischen Medizin (→ Frage 53),
- Anthroposophische Ernährung (→ Frage 54).

Alle vorwiegend *gesundheitlich* orientierten Kostformen nehmen für sich in Anspruch, in besonderer Weise zur Erhaltung und Wiederherstellung der Gesundheit bzw. zum Schutz vor bestimmten oder auch allen Krankheiten beizutragen. Neben den gesundheitlichen finden sich auch ökologische Anliegen sowie sensorische und ethisch-moralische Belange. Allerdings sind die von den Begründern der jeweiligen Ernährungsform vertretenen Auffassungen aus naturwissenschaftlicher Sicht nicht immer haltbar. Zu den gesundheitlich orientierten Kostformen zählen neben dem Vegetarismus die

- Schnitzer-Intensiv- und Normalkost,
- «Fit for Life»-Diät,
- Rohkost-Ernährung (→ Frage 55),
- Waerland-Kost,
- Evers-Diät,
- Haysche Trennkost,
- Vollwert-Ernährung (→ Frage 56).

Wie viele Menschen eine alternative Ernährungsform praktizieren, ist nicht genau bekannt. Die alternative Kostform mit der größten Verbreitung in Deutschland ist die vegetarische Ernährung, die schätzungsweise etwa 6 % der Bevölkerung praktizieren. Als Grundlage einer ernährungsphysiologischen Bewertung alternativer Ernährungsformen dienen die Nährstoffversorgung sowie der Erhalt der Gesundheit. Wie alle Ernährungsweisen können auch alternative Ernährungsformen richtig oder falsch durchgeführt werden.

Das steigende Interesse der Bevölkerung an alternativen Ernährungsformen erfordert neben einer deutlichen Ausweitung der wissenschaftlichen Auseinandersetzung mit diesen Kostformen auch ein kompetentes Beratungsangebot. Die wissenschaftlichen Empfehlungen für eine gesundheitsfördernde Ernährungsweise lassen sich mit den alternativen Ernährungsformen meist besser umsetzen als mit der üblichen Mischkost.

52. Welche Vorteile und Risiken hat eine vegetarische Kost? Eine vegetarische Ernährungsweise hat den Menschen auf dem längsten Teil seiner langen Evolution begleitet (→ Frage 1). Der klassische Vegetarismus wurde in der Antike von Pythagoras eingeführt, der seinen Anhängern den Verzehr von Pflanzen und von Produkten lebender Tiere empfahl. Auch in allen Religionen der Welt finden sich Leitsätze, die das Verhältnis von Mensch und Tier thematisieren. Besonders die alten Weltreligionen aus dem asiatischen Raum wie der Hinduismus und der Buddhismus vertreten den Vegetarismus.

Der Vegetarismus lässt sich nicht auf die Ernährung reduzieren; er ist Teil eines Lebensstilkonzeptes, das über die Auswahl und Zubereitung von Lebensmitteln hinausgeht. Vegetarismus beinhaltet auch Aspekte wie körperliche Aktivität, Umgang mit Suchtgiften, Perspektiven der Welternährung, Umweltanliegen und besonders Tierrechte. Die Überlegungen, Einstellungen und Verhaltensweisen eines Vegetariers unterscheiden sich erheblich von denen der Durchschnittsbevölkerung. Der Vegetarismus ist daher ein vielschichtiges Phänomen.

Heute wird zwischen folgenden Vegetariergruppen unterschieden:

- Lakto-Ovo-Vegetarier (meiden Fleisch und Fleischprodukte),
- Lakto-Vegetarier (meiden zusätzlich Eier und Eiprodukte),
- Ovo-Vegetarier (meiden zusätzlich Milch und Milchprodukte),
- Veganer (lehnen sämtliche Produkte vom Tier ab).

Lakto-Ovo-Vegetarier stellen etwa 80 % der Vegetarier; sowohl die Gruppe der Lakto-Vegetarier als auch diejenige der Ovo-Vegetarier ist verhältnismäßig klein, die Veganer machen deutlich weniger als 10 % der Vegetarier aus. Aus gesundheitspolitischer Sicht ist der wichtigste Faktor bei vegetarischen Kostformen die Vorbeugung vor Krankheiten. Interessanterweise geben heute die meisten Veganer ethische Motive an, denn sie wollen kein Fleisch von Mitgeschöpfen, den Tieren, verzehren.

Eine zunehmende Zahl an Untersuchungen mit Vegetariern liefert den wissenschaftlichen Beweis dafür, dass sich Vegetarier durchschnittlich einer besseren Gesundheit erfreuen als Fleischesser. Vegetarische Ernährung kann in erheblichem Maße dazu beitragen, ernährungsassoziierten Erkrankungen wie Übergewicht, Diabetes, Arteriosklerose, Herz-Kreislauf-Erkrankungen, Hypertonie, Gicht und verschiedenen Krebserkrankungen vorzubeugen. Diese Erkenntnis hat dazu geführt, dass inzwischen aus gesundheitsprophylaktischen Gründen von aufgeklärten Medizinern eine ausgewogene lakto-ovo-vegetarische Ernährung ausdrücklich empfohlen wird.

Die positive Bilanz gilt uneingeschränkt für Lakto-Ovo-Vegetarier, solange sie diese Ernährungsweise richtig durchführen. Wie bei jeder anderen Ernährungsweise kann es auch beim Vegetarismus zu einer ungünstigen Lebensmittelauswahl kommen. Für Vegetarier ist eine Ernährungsberatung daher genau so wichtig wie für den Durchschnittsbürger. Wer keine Milch und Milchprodukte oder Eier und Eiprodukte verzehrt, benötigt eine genaue Kenntnis der Inhaltsstoffe pflanzlicher Lebensmittel, denn bestimmte kritische Nährstoffe wie das Vitamin B_{12} finden sich ausschließlich, andere Nährstoffe wie Vitamins D und Zink weitaus überwiegend in tierischen Produkten.

Ein Risiko für eine Mangelernährung besteht bei Veganern, besonders wenn sie nicht aus gesundheitlichen Gründen, sondern aus Tierliebe vegan leben. Hier kann sich eine Reihe von Mängeln einstellen, beispielsweise an den Vitaminen B_2, B_{12} und D sowie den Mineralstoffen Eisen, Calcium, Jod und Zink. Insbesondere bei Kindern kann diese Einstellung tragische Folgen haben. Veganer sollten in der Ernährungsberatung auf die Möglichkeiten von Supplementen hingewiesen werden.

Eine Bewertung vegetarischer Kostformen sollte nicht nur die gesundheitlichen Aspekte, sondern auch weitere mit einer vegetarischen Lebensweise verbundenen Vorteile einbeziehen. Die vorliegenden wissenschaftlichen Daten belegen mit großer Deutlichkeit, dass sich der Vegetarismus im Vergleich zur konventionellen Ernährung ausgesprochen nachhaltig auswirkt und einen günstigen Einfluss auf das Klima und weitere Umweltfaktoren hat.

Durch eine vegetarische Ernährungsweise ließe sich zudem mindestens die Hälfte der 80 Milliarden Euro einsparen, die zur Behandlung ernährungsassoziierter Krankheiten jährlich in Deutschland erforderlich sind.

Übrigens: Solange es Schlachthäuser gibt, wird es auch Schlachtfelder geben. *(Leo Tolstoi)*

53. Wie sieht eine Ernährung gemäß der Traditionellen Chinesischen Medizin aus? Die Traditionelle Chinesische Medizin, kurz TCM genannt, ist eine jahrtausendealte Heilkunde. Sie dient in erster Linie der Gesunderhaltung und zur Vorbeugung von Krankheiten. Dabei werden alle Aspekte des menschlichen Lebens, wie Bewusstsein, Körper, Seele, Lebensweise und Umwelt, berücksichtigt. Auch der Nahrung spricht die traditionelle Lehre eine große Wirkung auf unser Wohlbefinden zu. Eine gezielte Zusammenstellung der Kost soll Geist, Körper und Seele im Gleichgewicht halten. Die TCM geht davon aus, dass es für jede Person, abhängig von ihrer Konstitution und Lebensphase, eine individuell richtige Ernährung gibt.

Die Nahrungsmittel werden den fünf Elementen Holz, Feuer, Erde, Metall und Wasser zugeordnet. Jedes Element steht für verschiedene Jahreszeiten, Körperorgane, Emotionen, Geschmäcker, Sinnesorgane, Strukturen und Farben.

- Das *Holzelement* verkörpert den Frühling und steht für Wachstum und Lebendigkeit. Der saure Geschmack des Holzelements wirkt zusammenziehend und bringt die Energie nach innen und nach unten. Zitronen, Orangen, Essig, Tomaten und frische Kräuter zählen unter anderem zu diesem Element.
- Das *Feuerelement* ist die Zeit des Reifens und zeichnet sich durch Hitze und Helligkeit aus. Es steht für die Jugend und für geistige Entwicklung. Zugeordnet werden die Organe Herz und Dünndarm. Der bittere Geschmack des Feuerelements leitet die Energie nach unten. Bittere Kräuter oder Gemüse wie Chicoree regen den Gallenfluss an und wirken demzufolge günstig auf die Fettverdauung.
- Das *Erdelement* verkörpert die Zeit des Spätsommers und die Zeit der Ernte. Dem Erdelement sind die Organe Milz und Magen zugeordnet. Diese stellen die Körpermitte dar und haben die wichtige Aufgabe, aus der Nahrung die Lebensenergie Qi zu gewinnen. Der süße Geschmack des Erdelementes wirkt auf alle Körperorgane harmonisierend. Süßes Obst und die süßen, gelben Gemüse des Erdelementes passen sehr gut in die warme Jahreszeit, denn sie regen die Säfteproduktion des Körpers an.
- Das *Metallelement* steht für die Jahreszeit Herbst. Es ist die Zeit der Sammlung und des Rückzuges. Die Organe Lunge und Dickdarm werden diesem Element zugeordnet. Der Geschmack des Metallelementes ist scharf. Scharfe Gewürze oder Getränke wie Ingwertee

helfen, unsere Energie anzuregen und unsere körperliche Abwehr zu stärken.

- Das *Wasserelement* verkörpert den Winter als Jahreszeit. Es ist die Zeit der Regeneration und der Einkehr nach Innen. Zugeordnet werden die Organe Nieren und Blase. Der salzige Geschmack wirkt abführend, schleimlösend und aufweichend. Fische, Meeresfrüchte, alle Hülsenfrüchte und Algen zählen zum Wasserelement und bauen die Säfte im Organismus auf.

Ziel der TCM ist es, die Mahlzeiten so zu gestalten, dass sie thermisch ausgewogen sind. Erwärmende Zutaten wie Gewürze, bestimmte Gemüse und Fleisch sowie kühlende Zutaten wie Früchte, Salate und saure Milchprodukte werden mit neutralen Nahrungsmitteln wie Getreide kombiniert. Gleichzeitig werden die Nahrungsmittel entsprechend der persönlichen Konstitution und gemäß der Jahreszeiten ausgewählt. Dazu kommt noch das Prinzip der geschmacklichen Auswahl. Die Kombination der fünf Geschmacksrichtungen sauer, bitter, süß, scharf und salzig in einem Menü garantiert eine ausgewogene energetische Versorgung aller Körperorgane.

Werden die Nahrungsmittel abwechslungsreich und ausgewogen zusammengestellt, ist es durchaus möglich, sich nach den TCM-Richtlinien vollwertig zu ernähren. Viele Menschen fühlen sich mit dieser Ernährungsweise leistungsfähig und gesund.

Merke: Es gibt niemanden, der nicht isst und trinkt, aber nur wenige, die den Geschmack zu schätzen wissen. *(Konfuzius)*

54. Was ist eine anthroposophisch orientierte Ernährung? Die anthroposophisch orientierte Ernährung ist eine philosophisch geprägte Kostform. Sie basiert auf der von *Rudolf Steiner* (1861–1925) geschaffenen Geisteswissenschaft, der Anthroposophie. Sie ist eine natürlich orientierte, überwiegend lakto-vegetabile Ernährung mit philosophischem Hintergrund. Oberstes Grundprinzip ist die freie Entscheidung des Menschen. Daher gibt es weder verbotene noch erlaubte Lebensmittel, lediglich ihre Wirkung wird dargestellt. Zu den Besonderheiten der anthroposophisch orientierten Ernährung zählen die Berücksichtigung von Rhythmen und Temperamenten, die Dreigliederung von Pflanzen und Menschen sowie die kosmischen Einflüsse auf Mensch, Tier und Pflanze. Diese Aspekte sind mit den üblichen naturwissenschaftlichen Methoden kaum zu erfassen und daher auch schwer zu beurteilen.

Rudolf Steiner und der Arzt *Udo Renzenbrink* (1913–1994) berufen sich unter anderem auf die Temperamentenlehre nach *Hippokrates* (460–377 v. Chr.). Bei den «Temperament-Typen» wird zwischen vier Elementen und Temperamenten unterschieden:

- Bei *Melancholikern* herrscht das Element Erde vor. Sie sind eher stämmig, ausdauernd, manchmal schwermütig, gleichzeitig willensstark, aber auch empfindsam. Ihnen wird eine leichte Ernährung mit einem mäßigen Frischkostanteil empfohlen. Weniger bekömmlich sind für Melancholiker Fleisch- und Hülsenfruchtgerichte.
- Die *Phlegmatiker*, bei denen das Element Wasser dominiert, sind ebenfalls eher stämmig. Sie sind ruhige, behäbige und einfühlsame Menschen. Sie sollen besonders milchsaure Produkte und Getreidespeisen, hauptsächlich in gegarter Form, zu sich nehmen und nur sparsam salzen. Im Sommer vertragen Phlegmatiker viel frisches Gemüse und Obst, im Winter ist wärmendes, gegartes Gemüse generell besser für sie.
- Bei *Sanguinikern* herrscht das Element Luft vor. Sie sind leicht gebaut und schlank, haben ein geselliges Wesen, sie sind leichtblütig und empfindlich. Für sie sind warme, schonend gegarte und würzige Gerichte wohltuend, ein zu hoher Frischkostanteil ist weniger verträglich. Der Sanguiniker soll auf regelmäßige Mahlzeiten achten.
- Bei *Cholerikern* ist das Element Feuer vorherrschend. Sie sind athletisch gebaut, aktive und willensstarke Menschen, die zu Affekten neigen. Sie suchen auch in ihrer Lebensmittelauswahl die Herausforderung. Sie vertragen viel Frischkost, kräftige Wurzelgemüse und Vollkornprodukte, diese auch in unerhitzter Form. Zum Würzen sollten Choleriker allerdings milde, nicht zu stark erhitzende Gewürze wählen.

Die Bevorzugung einer überwiegend lakto-vegetabilen Kost aus der biologisch-dynamischen Landwirtschaft (Demeter) sowie der geringe Verzehr von Fleisch, Fett, isolierten Kohlenhydraten und Alkohol ist ernährungsphysiologisch positiv zu bewerten.

Übrigens: Unser Leben ist ein Produkt unserer Gedanken.

55. Ist Rohkost stets gesund? *Rohkost* im Sinne von unerhitzter Frischkost (frisches, unerhitztes Gemüse und Obst sowie Kräuter, Getreide, Nüsse, Ölfrüchte, Sauermilchprodukte, Vorzugsmilch u. a.) hat eine Vielzahl an gesundheitlichen Vorteilen. Diese liegen vor allem in den Lebensmitteln selber begründet, aber auch in ihrer spezifischen Wirkung auf den Verdauungsprozess und das Wohlbefinden.

Rohe Lebensmittel beinhalten sämtliche Nährstoffe und gesundheitsfördernden Substanzen in ihrer ursprünglichen Form, wie sie der Mensch im größten Teil seiner Entwicklungsgeschichte zu sich genommen hat. Verarbeitungsbedingte Schadstoffe, die typischerweise durch Erhitzungsprozesse entstehen (→ Fragen 45 und 46), sind in rohen Lebensmitteln nicht enthalten.

Küchenübliche Verarbeitungsverfahren vermindern in der Regel den ernährungsphysiologischen Wert der Lebensmittel, weil Vitamine und sekundäre Pflanzenstoffe teilweise sehr oxidationsempfindlich, UV-unbeständig und hitzelabil sind. Mineralstoffe sind gegenüber diesen Einflüssen stabil, können aber durch Zubereitungsverfahren ausgewaschen werden (→ Frage 43).

Die *thermische Behandlung* der Lebensmittel hat den größten Einfluss auf den Nährstoffgehalt. Als hitzeempfindlich gelten vor allem die Vitamine B_1, B_2, B_6, C und Folat. Durch die Hitzeeinwirkung denaturieren auch Proteine, darunter lebensmitteleigene Enzyme. Die Nährstoffverminderung kann infolge von Lagerungs- und Zubereitungsverlusten bei den empfindlichsten Vitaminen wie Folat und Vitamin C bis zu 100 % betragen. Auch die in Gemüse, Obst, Nüssen und Vollgetreide reichlich vorkommenden sekundären Pflanzenstoffe unterliegen Verarbeitungsverlusten, da sie teilweise flüchtig, hitzelabil oder oxidationsempfindlich sind. Ballaststoffe verlieren durch Erhitzen teilweise ihre gesundheitsfördernden Wirkungen.

Die *physiologischen Wirkungen* durch den Verzehr von rohen Lebensmitteln bestehen in der Intensivierung des Kauens, die positive Effekte auf Zähne, Zahnfleisch und die Kaumuskulatur ausübt. Durch längeres intensives Kauen bildet sich vermehrt Speichel, der die Verdauung unterstützt. Diese Effekte führen zusammen mit dem hohen Ballaststoffgehalt der Rohkost zu einer höheren Sättigungswirkung. Dadurch trägt die Rohkost entscheidend zur Vermeidung von Übergewicht bzw. zur Gewichtsabnahme bei. Eine Ernährung, die sich ausschließlich aus rohen, unerhitzten Lebensmitteln zusammensetzt, kann allerdings zu gesundheitlichen Problemen führen.

In der Vollwert-Ernährung wird empfohlen, etwa die Hälfte der täglich verzehrten Nahrungsmenge (Gewichtsanteile) als unerhitzte Frischkost zu verzehren (→ Frage 56). Diese Empfehlung lässt sich individuell nach Vorliebe, Bekömmlichkeit und Jahreszeit modifizieren.

Merke: Iss roh, dann wirst du froh. Iss kalt, dann wirst du alt. *(Deutsches Sprichwort)*

56. Warum ist Vollwert-Ernährung empfehlenswert?

Vollwert-Ernährung ist eine überwiegend pflanzliche (lakto-vegetabile) Ernährungsweise, bei der gering verarbeitete Lebensmittel bevorzugt werden. Gesundheitlich wertvolle, frische Lebensmittel werden zu genussvollen und bekömmlichen Speisen zubereitet. Die hauptsächlich verwendeten Lebensmittel sind Gemüse und Obst, Vollkornprodukte, Kartoffeln, Hülsenfrüchte sowie Milch und Milchprodukte, daneben können auch geringe Mengen an Fleisch, Fisch und Eiern enthalten sein. Ein reichlicher Verzehr von unerhitzter Frischkost wird empfohlen.

Zusätzlich zur Gesundheitsverträglichkeit der Ernährung wird im Sinne der Nachhaltigkeit auch die Umwelt-, Wirtschafts- und Sozialverträglichkeit des Ernährungssystems berücksichtigt. Empfohlen bzw. bevorzugt werden:

- Erzeugnisse aus ökologischer Landwirtschaft,
- regionale und saisonale Produkte,
- umweltverträglich verpackte Erzeugnisse,
- Lebensmittel aus Fairem Handel mit sogenannten Entwicklungsländern.

Mit der Vollwert-Ernährung sollen hohe Lebensqualität – insbesondere Gesundheit –, Schonung der Umwelt, faire Wirtschaftsbeziehungen und soziale Gerechtigkeit weltweit gefördert werden.

In der Ernährungswissenschaft, -medizin und -beratung werden fast ausschließlich *gesundheitliche* bzw. *physiologische* Aspekte der Ernährung berücksichtigt. Ernährung wird vorwiegend analytisch bewertet, das heißt hinsichtlich des Nährstoffgehalts der Lebensmittel sowie ihrer hygienischen und toxikologischen Eigenschaften. Die weitergehenden Aspekte bleiben dabei häufig unberücksichtigt. Die bestehenden Vernetzungen innerhalb des Ernährungssystems, beispielsweise zwischen Gesundheit und Umwelt, erfordern jedoch eine ganzheitliche Bewertung, die alle Aspekte der Ernährung einbezieht.

Es reicht nicht aus, die Ernährung bzw. das Ernährungssystem ausschließlich aus gesundheitlicher Sicht zu bewerten. Ernährung sollte vielmehr so gestaltet sein, dass die Bedürfnisse aller Menschen weltweit und die Anforderungen an eine intakte Umwelt langfristig erfüllt werden können.

In der Vollwert-Ernährung werden weder Verbote noch Gebote ausgesprochen, sondern Grundsätze formuliert und konkrete Empfehlungen daraus abgeleitet. Auf besonders günstige Lebensmittel wird aufmerksam gemacht, der seltene Verzehr bzw. die Vermeidung ungünstiger Produkte wird angeraten. Auf diese Weise hat jeder Einzelne die Möglichkeit, in Eigenverantwortung seine Gesundheit zu fördern.

Die kurz gefassten Grundsätze der Vollwert-Ernährung lauten:

1. genussvoll und bekömmlich;
2. überwiegend pflanzlich;
3. bevorzugt gering verarbeitet;
4. ökologisch erzeugt;
5. regional und saisonal;
6. umweltverträglich verpackt;
7. fair gehandelt.

Bei der Vollwert-Ernährung werden folgende Lebensmittel zum Verzehr empfohlen:

- *Reichlich verzehren:* Gemüse, teilweise als Frischkost, Obst, überwiegend als Frischkost, Vollkornprodukte, Kartoffeln, Hülsenfrüchte, Wasser, Kräuter- und Früchtetees, Gewürze und Kräuter.
- *Mäßig verzehren:* Nüsse, Ölsamen und Ölfrüchte, native, kalt gepresste Öle, Butter, Milch(-Erzeugnisse), Fleisch, Fisch und Eier, jodiertes Salz und Honig.
- *Selten verzehren:* konservierte Lebensmittel, Nicht-Vollkornprodukte, raffinierte Fette, Fleischerzeugnisse, Alkohol, Kaffee und schwarzen Tee.
- *Möglichst meiden:* isolierte Zucker, Süßwaren, isolierte Substanzen und Fertigprodukte.

Die Vollwert-Ernährung ist insgesamt energiesparender und umwelt-schonender als herkömmliche Kostformen, unter anderem weil weniger tierische Produkte und weil Lebensmittel aus ökologischer Landwirtschaft sowie aus regionaler Herkunft und entsprechend der Jahreszeit verwendet werden. Für ökologische und regionale Erzeugnisse sprechen ferner ökonomische und soziale Gründe wie Existenzsicherung für die Bauern und der weiteren Beschäftigten im Ernährungssystem. Um Ressourcen zu schonen und die Abfallproblematik zu vermindern, werden unverpackte oder umweltverträglich verpackte Lebensmittel empfohlen.

Langfristig kann ein vorbildliches Verhalten hier zu einer Verbesserung der Ernährungssituation in den sogenannten Entwicklungsländern beitragen. Dazu zählt beispielsweise der Kauf von Lebensmitteln aus Fairem Handel (→ Frage 88), außerdem ein geringerer Verzehr tierischer Lebensmittel, wodurch sich die Veredelungsverluste bei deren Erzeugung und infolgedessen die Futtermittelimporte aus Entwicklungsländern vermindern lassen.

Vollwert-Ernährung ist so konzipiert, dass möglichst viele der Auswirkungen der vernetzten Zusammenhänge des Ernährungssystems berücksichtigt werden. Im Rahmen eines vernünftigen Lebensstilkonzepts wird angestrebt, die eigene Gesundheit und die der anderen Menschen zu fördern, die Umwelt zu schonen sowie einen Beitrag zu weltweit fairen Wirtschaftsbeziehungen und sozialer Gerechtigkeit zu leisten. Damit werden die Grundlagen für eine dauerhafte Lebensqualität und für eine nachhaltige Entwicklung gestärkt.

Übrigens: Das Einfache ist richtig, und das Richtige ist einfach.

57. Welche Unterschiede bestehen zwischen Bio-Lebensmitteln und konventionellen Produkten?

Bio-Lebensmittel sind Erzeugnisse der ökologischen/biologischen Landwirtschaft (→ Frage 90). Früher wurde diese Wirtschaftsweise in erster Linie ideologisch begründet, heute lassen sich Angaben über die Auswirkungen des Öko-Landbaus aufgrund wissenschaftlicher Daten machen. Neben den allgemein anerkannten ökologischen Vorteilen dieser Landwirtschaft gibt es auch ökonomische und soziale Vorteile. Hier interessieren die gesundheitlichen Aspekte von Bio-Lebensmitteln.

Anders als häufig vermutet, sind die Unterschiede im *Nährstoffgehalt* von ökologisch und konventionell erzeugten Produkten nicht übermäßig groß. Denn der Nährstoffgehalt hängt nicht so sehr von der Anbauweise, sondern mehr von der Sorte sowie von Standort, Witterung und Erntezeitpunkt ab. Die Vitamingehalte von Gemüse und insbesondere von Obst werden vor allem von Reifezustand, Lagerzeit und Lagerbedingungen beeinflusst. Biologisch erzeugte Rohwaren weisen aber teilweise einen höheren Gehalt an Vitamin C sowie an den Mineralstoffen Phosphor, Kalium, Calcium und Magnesium auf.

Bei den *sekundären Pflanzenstoffen* finden sich in Bio-Lebensmitteln höhere Gehalte an Lykopin in Tomaten, Phenole in Karotten und Tomaten sowie Polyphenole in Kartoffeln. Dieses wird auf eine geringere Stickstoffdüngung, einen höheren Gehalt an Trockensubstanz (bzw. geringeren Wassergehalt), ein gutes Immunsystem ökologischer Pflanzen sowie der Verwendung von krankheitsresistenteren Wildformen im ökologischen Landbau zurückgeführt.

Durch das Verbot des Einsatzes von chemisch-synthetischen *Pestiziden* im ökologischen Landbau finden sich in Bio-Lebensmitteln deutlich niedrigere Rückstände. Wegen der allgemeinen Schadstoffsituation lässt sich allerdings nicht verhindern, dass Pestizide von benachbarten (konventionellen) Äckern auf ökologisch bewirtschaftete Flächen verwehen oder dass ökologisch erzeugte Produkte andere *Umweltkontaminanten* wie Schwermetalle und Schwefeldioxid aus der Luft oder dem Regenwasser aufnehmen.

Die Belastungen in Bio-Lebensmitteln mit *Nitrat* liegen im Durchschnitt um mehr als die Hälfte unter konventioneller Ware. Nitrat kann zu toxischem Nitrit reduziert werden und dieses mit Aminen zur Bildung von krebserregenden Nitrosaminen führen.

Eine neue Dimension der Qualitätsbestimmung ergibt sich bei Versuchen mit Tieren, die ihr Futter zwischen gleichartigen Erzeugnissen aus ökologischem bzw. konventionellem Anbau frei wählen können. Nach bisherigen Untersuchungen wurden von den Tieren in den meisten Fällen ökologisch angebaute Produkte bevorzugt. Das instinktive Fressverhalten von Tieren vermittelt Informationen, die bis jetzt labortechnisch nicht erfasst werden können.

Auch konventionelle Produkte, die mit relativ wenig Stickstoffdünger, mit geeignetem Saatgut und gemäß der Jahreszeit angebaut und reif geerntet werden, können gut schmecken. Bei Bio-Lebensmitteln sind die Voraussetzungen für eine hohe Geschmacksqualität jedoch durch die Richtlinien des biologischen Landbaus vorgegeben.

Anhand dieser Richtlinien lässt sich auch Fleisch erzeugen, das gut schmeckt und aufgrund seines geringeren Wassergehalts in der Pfanne nicht so stark schrumpft oder zäh wird.

Mit jedem Kauf von Bio-Lebensmitteln wird verhindert, dass Pestizide, Mineraldünger oder Tierarzneimittel angewendet werden und diese in die Umwelt gelangen. Weniger Schadstoffe in der Umwelt bedeuten weniger potenzielle Gifte in der Nahrung. Für viele Menschen ist dies bereits Grund genug, um Bio-Lebensmittel zu kaufen.

58. Warum sollten saisonale und regionale Lebensmittel bevorzugt verzehrt werden?

Der Einkauf von saisonalen Produkten bedeutet, bei frischem Gemüse und Obst solche Arten auszuwählen, die in unserer Klimazone wachsen und gerade Saison haben. Ein Großteil der heute angebotenen Lebensmittel stammt nicht mehr aus der umliegenden Region und entspricht oft auch nicht der jeweiligen Jahreszeit. So sind beispielsweise Bananen aus Südamerika, Kiwis und Äpfel aus Neuseeland oder grüner Salat aus Treibhausanbau im Winter inzwischen die Regel.

Zur Versorgung der Bevölkerung mit Nahrung erfolgen heute umfangreiche Transporte. Gründe dafür sind vor allem Konzentrationsprozesse in Lebensmittelhandel und -industrie sowie Flächenzusammenlegung und Spezialisierung im Bereich der Landwirtschaft. Über 80 % der Lebens- und Futtermittel für den deutschen Markt werden mit dem Transportmittel LKW befördert, etwa 4 % mit der Bahn, 9 % mit dem Binnenschiff und 5 % mit Hochseeschiffen. Anders sieht es aus, wenn zusätzlich zur transportierten Menge auch die zurückgelegte Entfernung berücksichtigt wird. Dann entfallen wegen der erheblichen Distanz zu den Herkunftsländern in Übersee etwa zwei Drittel der Transportleistung auf Hochseeschiffe, knapp 30 % auf LKWs und nur 2 % auf die Bahn. Obwohl fast 90 % der Güter lediglich *innerhalb* Deutschlands transportiert werden, bewirken die mengenmäßig geringen Importe aus Übersee aufgrund der großen Entfernung mehr als zwei Drittel der Transportleistung.

Es ist ökologisch unsinnig, beispielsweise Getreide- und Milchprodukte, Eier oder Bier aus Schleswig-Holstein nach Bayern zu transportieren – oder umgekehrt, wie es vielfach der Fall ist. Denn diese Erzeugnisse lassen sich überall produzieren. So wurden zur Herstellung eines bestimmten Bechers Joghurt einschließlich der verschiedenen Zutaten und der Verpackung insgesamt 1400 km zurückgelegt, für ein Brot waren es über 2000 km.

Transporte mit dem Flugzeug verursachen eine extrem hohe Umweltbelastung. Per Flugzeug importierte Ware sollte möglichst nicht gekauft werden. Einige Geschäfte kennzeichnen inzwischen das Transportmittel der importierten Ware (z. B. «Flugware»), was für Verbraucher, die Flugware meiden möchten, eine entscheidende Hilfe ist. In der Regel sind aber genaue Informationen über die jeweils verwendeten Transportmittel nur schwierig und unvollständig zu erhalten. Man kann jedoch davon ausgehen, dass empfindliches, schnell verderbliches Frischobst und -gemüse (wie Erdbeeren oder Spargel) aus Übersee mit dem Flugzeug importiert wurden. Für empfindliche exotische Früchte gilt dies ganzjährig. Angesichts der großen ökologischen Bedeutung ist hier dringend eine höhere Transparenz zu fordern. Die durch Transporte im Ernährungssektor entstehenden CO_2-Äquivalente könnten um etwa ein Drittel verringert werden.

Auch der Anbau von Gemüse und Obst im beheizten Treibhaus belastet das Klima. So wird im Treibhaus etwa 30-mal mehr Primärenergie verbraucht als im Freiland, im Folientunnel sogar 200-mal mehr. Die entsprechenden CO_2-Emissionen liegen 18- bzw. über 100-mal höher. Wer etwas für den Klimaschutz tun möchte, sollte im Winter beispielsweise keinen grünen Salat und keine Tomaten aus Anbau im beheizten Treibhaus oder Folientunnel kaufen, vielmehr winterharte Saisongemüse wie Feldsalat oder Grünkohl sowie lagerfähige Gemüse- und Obstsorten wie Kohl, Möhren, Rote Bete, Lauch, Sellerie und Sauerkraut bzw. Äpfel und Birnen essen.

Neben den ökologischen gibt es auch ökonomische Aspekte zu berücksichtigen. So trägt die Direktvermarktung innerhalb einer Region (Ab-Hof-Verkauf, Bauernmärkte, Abholkisten, Lieferdienste, Kooperationen mit Gastronomie und anderen Großverbrauchern) zur Existenzsicherung heimischer kleiner und mittlerer Landwirtschaftsbetriebe bei. Dies führt zur Erhaltung der bäuerlich geprägten Kulturlandschaft und unterstützt die Eigenständigkeit und Vielfalt des Lebens und Wirtschaftens einer Region. Entsprechendes gilt für die heimischen Verarbeiter und Händler von regionalen Lebensmitteln.

Darüber hinaus spielen auch soziale Aspekte eine Rolle, denn räumliche Nähe und Überschaubarkeit schaffen in einem ansonsten globalisierten Lebensmittelsystem die Voraussetzungen für soziale Beziehungen und Vertrauen, beispielsweise zum Landwirt, Verarbeiter oder Händler. Dies ist angesichts verschiedener Lebensmittelskandale und des damit einhergehenden Vertrauensverlustes von großer Bedeutung für die Verbraucher.

Kurz gesagt, regional und saisonal erzeugte Lebensmittel tragen zu einer nachhaltigen Esskultur bei. Viele Menschen empfinden es als Bereicherung, wieder die regionalen Spezialitäten zu kosten, die im Zuge der Normierung des Geschmacks und der Tendenzen zur Vereinheitlichung des Speisenangebots teilweise verloren gegangen sind.

Gemüse und Obst, das in derjenigen Region wächst, in der es auch verzehrt wird, kann reif geerntet werden, da es nur kurze Transportwege zu überstehen braucht. Ausgereifte Erzeugnisse schmecken in der Regel viel besser, da sich die Aromastoffe natürlicherweise vollständig ausbilden können. Außerdem weist es höhere Gehalte an essenziellen und gesundheitsfördernden Inhaltsstoffen auf.

59. Was bedeutet ein ausgeglichener Säure-Basen-Haushalt?

Alle Lebensvorgänge im menschlichen Körper können nur störungsfrei ablaufen, wenn die Zusammensetzung des inneren Milieus aufrechterhalten wird. Vielfältige Kontroll- und Regelmechanismen sorgen deshalb dafür, dass die für einen geordneten Stoffwechsel unerlässlichen Bedingungen in allen Lebenssituationen weitgehend konstant bleiben. Eines der Systeme, das die Grundvoraussetzungen für alle Stoffwechselprozesse schafft, ist der Säure-Basen-Haushalt. Er sorgt dafür, dass das Verhältnis von Säuren und Basen im Organismus innerhalb enger Grenzen gehalten wird. Trotz großer Schwankungen erfolgt dies bei der Aufnahme sowie bei der körpereigenen Bildung und Ausscheidung von sauer oder basisch wirkenden Substanzen.

Bestimmte alternative Ernährungsformen gehen davon aus, dass die Ernährung einen wesentlichen Einfluss auf den Säure-Basen-Haushalt nimmt. Es wird immer deutlicher, dass besonders durch eine hohe Zufuhr tierischer Proteine eine sogenannte *latente Azidose* entstehen kann. Diese verläuft zunächst ohne Symptome, da die Niere gegensteuert, kann langfristig aber zu gesundheitlichen Problemen führen. Offensichtlich tragen pflanzlich betonte Kostformen auch durch ihr Basenpotenzial dazu bei, das Risiko für eine Reihe von degenerativen Krankheiten wie Rheuma, Migräne, Schlaganfälle, Herzinfarkt und Osteoporose zu reduzieren.

Säurebildend sind vor allem proteinreiche und von diesen wiederum besonders tierische Lebensmittel. Demgegenüber hat pflanzliche Nahrung, insbesondere Blattsalate, Gemüse und Obst, eine basische Wirkung. Säuren entstehen beim Abbau schwefel- oder phosphorhaltiger Verbindungen. Schwefel findet sich als Bestandteil schwefelhaltiger Aminosäuren besonders in tierischen Lebensmitteln, aber auch in Hülsenfrüchten und Nüssen. Außerdem findet Schwefel Verwendung als möglicher Zusatzstoff im Wein, in Trockenfrüchten, Kartoffelerzeugnissen und anderen Produkten. Phosphor kommt in einer Vielzahl von Lebensmitteln natürlicherweise vor und findet zudem in Form von Phosphat Anwendung als Zusatzstoff in Schmelzkäse, Fleisch- und Wurstwaren sowie in Cola-Getränken.

Mit zunehmendem Alter nimmt die Nierenfunktion ab und kann zur latenten Azidose beitragen. Die so entstehende Säurebelastung wird im Stoffwechsel unter anderem durch puffernde Mineralstoffe (besonders Calcium) aus den Knochen kompensiert. Die negativen Wirkungen einer Säurebelastung auf den Knochenstoffwechsel zeigen sich bei Frauen mit einem hohen Verzehr tierischen Proteins durch vermehrte Hüftfrakturen, im Vergleich zu Frauen, die mehr pflanzliche Proteine aufnehmen.

Der Einfluss der Lebensmittel auf den Säure-Basen-Haushalt kann noch nicht eindeutig und umfassend beurteilt werden, trotzdem lassen sich einige grundsätzliche Hinweise geben:

- Die derzeit hohe Zufuhr an Protein (besonders aus tierischen Lebensmitteln) und Natrium (besonders in Kochsalz) sollte reduziert werden.
- Anzustreben ist eine ausreichende Aufnahme von Basenbildnern wie Kalium mit Blattsalaten, Gemüse und Obst.
- Der Verzehr von Getreide und Getreideprodukten sollte nicht in übertrieben hoher Menge erfolgen.

Durch diese Maßnahmen lässt sich langfristig das Risiko für die Entstehung von Osteoporose, Nierensteinen und Bluthochdruck verringern. Diese Erfahrungen werden unter anderem in der Makrobiotik, in der Traditionellen Chinesischen Medizin und in der Trennkost umgesetzt. In diesen alternativen Ernährungsformen wird empfohlen, Gemüse und Obst zu bevorzugen, das möglichst wenig verarbeitet ist, und stark verarbeitete Produkte, insbesondere vom Tier, zu meiden.

Neben einer vollwertigen Ernährung trägt ausreichende körperliche Aktivität entscheidend zum funktionellen Gleichgewicht des Säure-Basen-Haushalts bei.

Übrigens: Auch wenn alle einer Meinung sind, können alle Unrecht haben. *(Bertrand Russell)*

60. Wie teuer ist eine alternative Ernährung? Die entscheidenden Merkmale alternativer Ernährungsformen, beispielsweise vegetarische, regional und saisonal erzeugte Lebensmittel zu bevorzugen, lassen eigentlich erwarten, dass eine alternative Ernährung billiger sein müsste als eine konventionelle, die tierische und weit transportierte oder in Treibhäusern angebaute Produkte enthält. Dies ist aber zumeist nicht der Fall, da die Kosten für Fleischprodukte aus Massentierhaltung immer geringer werden und trotz der gestiegenen Energiekosten weite Transporte aus fernen Ländern aufgrund niedriger Lohnkosten für die Produktion und Verarbeitung von Lebensmitteln immer noch lohnend sind. Ferner ist die Verteilung der speziell als «regional» vermarkteten Erzeugnisse im Handel oft aufwändiger und daher teurer, da es sich um viel kleinere Mengen als bei üblichen Produkten handelt.

Berechnungen haben ergeben, dass eine vegetarische alternative Ernährung mit konventionell angebauten Lebensmitteln deutlich billiger sein kann als die Durchschnittskost. Eine nicht vegetarische alternative Ernährung liegt im Bereich der Durchschnittskost. Bei einer vegetarischen alternativen Ernährung mit Bio-Lebensmitteln können die Kosten höher und mit zusätzlichem Verzehr von Bio-Fleisch deutlich höher liegen als bei einer Durchschnittskost.

Höhere Preise für Bio-Lebensmittel müssen jedoch nicht zwingend zu höheren Ausgaben für die Nahrung insgesamt führen. Durch einen veränderten Speiseplan lassen sich die Mehrkosten relativieren.

Für die Berechnungen einer Kost mit Bio-Lebensmitteln werden meist die monatlichen Haushaltsausgaben einer Standardfamilie zu Grunde gelegt. Haushalte mit alternativer Ernährung treffen jedoch meist eine andere Lebensmittelauswahl, sie kaufen vor allem weniger Fleisch, Süßigkeiten, alkoholische Getränke, Genussmittel und Nahrungsergänzungsmittel und liegen dadurch in ihren Gesamtausgaben für Ernährung sogar unter den konventionell geführten Haushalten.

Außerdem muss bedacht werden, dass bei den Transportkosten immer noch nicht die Folgekosten für Umweltschäden durch Transporte berücksichtigt werden. Zu diesen sogenannten externen Kosten zählen unter anderem die durch Verkehr verursachten Beeinträchtigungen von Mensch und Umwelt, die nicht über Kraftfahrzeugversicherung gedeckten Unfallschäden und die Kosten der aus allgemeinen Steuermitteln finanzierten Verkehrsinfrastruktur. Diese Kosten sind erheblich und werden bisher aus dem allgemeinen Steueraufkommen bezahlt.

Merke: Billige Lebensmittel kommen uns langfristig teuer zu stehen.

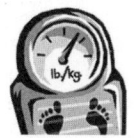

Übergewicht – ein gewichtiges Thema

61. Wie entscheidend sind genetische Ursachen für Übergewicht? In der Diskussion um die Ursachen von Übergewicht – sei es, dass sich Betroffene darüber Gedanken machen oder dass Wissenschaftler diese erforschen – taucht immer wieder das Thema Genetik auf, mit anderen Worten die Frage: Sind die Erbanlagen schuld? Menschen entschuldigen sich damit, dass sie eben schlechte Futterverwerter seien und ihr Problem geerbt haben.

Nach dem derzeitigen Stand der wissenschaftlichen Forschung können genetische Faktoren durchaus an der Entstehung von Übergewicht beteiligt sein. So gibt es erblich bedingte Unterschiede in der Höhe des Grundumsatzes und der Nahrungsinduzierten Thermogenese, also dem Anteil an Nahrungsenergie, der nach dem Essen in Wärme umgewandelt wird. Diese Wärme geht verloren und steht daher nicht für die Entstehung von Fettdepots zur Verfügung.

Genetisch bedingte Unterschiede gibt es vermutlich auch in dem äußerst komplizierten System aus Hormonen, Gehirnbotenstoffen, peripheren Nerven und Gehirnzentren, das Hunger und Sättigung signalisiert und mithin beeinflusst, wie viel gegessen wird. Dabei sind noch nicht alle einzelnen Gene, die mit Übergewicht in Verbindung stehen, genau bekannt. So gibt es auch heute noch einige Rätsel in der Forschung um die Ursachen von Übergewicht. Es kann daher nicht verwundern, wenn immer wieder neue Meldungen in der Presse auftauchen, nach denen Forscher ein Gen entdeckt haben, das für die überflüssigen Pfunde verantwortlich sein soll.

Demgegenüber ist die grundsätzliche Ursache von Übergewicht seit langem bekannt. Übergewicht entsteht, wenn die Energieaufnahme langfristig über dem individuellen Bedarf liegt. Dies sollte auch bei spektakulär klingenden Forschungsergebnissen nicht vergessen werden. Ein gesunder Erwachsener nimmt also nur dann zu, wenn er regelmäßig mehr Energie mit der Nahrung aufnimmt, als sein Körper für die normalen Stoffwechselvorgänge braucht. Kinder und Jugendliche nehmen natürlicherweise zu, da sie wachsen; inzwischen findet sich aber auch unter ihnen eine erschreckende und zunehmende Anzahl von Übergewichtigen.

Bei der Frage, warum viele Menschen mehr essen, als ihr Körper benötigt, spielt die Genetik eine gewisse Rolle, denn es gibt in der

Hunger-Sättigungs-Regulation erblich bedingte Unterschiede. Die Genetik kann aber nicht allein für die Entstehung von Übergewicht verantwortlich gemacht werden. Selbst wenn eine gewisse Veranlagung für Übergewicht vorliegt, muss es nicht zwangsläufig zu Übergewicht kommen. Um schlank zu bleiben, darf eben nicht mehr gegessen werden, als Nahrungsenergie benötigt wird. Die eigentlich entscheidenden Faktoren sind die gesellschaftliche Umgebung und die Lebensbedingungen. Im Gegensatz zu armen Bevölkerungsgruppen leben die «Wohlstandsbürger» weltweit im Überfluss und können jederzeit mehr als genug essen. Dies verführt dazu, mehr zu konsumieren, als der Körper benötigt.

Vor allem aber findet heute im Allgemeinen ein körperlich eher inaktives Leben statt, der Wohlstandsbürger ist nur noch halb so aktiv wie die Menschen vor fünfzig Jahren. Schwere körperliche Arbeit müssen die Wenigsten verrichten, und die Freizeit wird häufig vor dem Fernseher oder am Computer verbracht. Dieser Lebensstil führt dazu, dass viel weniger Nahrungsenergie benötigt wird als in früheren Zeiten. Mithin können die Gene nur sehr bedingt als Entschuldigung für Übergewicht dienen.

Merke: Keiner wird von seinen Genen zum Dicksein verdammt.

62. Macht Fett fett? Übergewicht entsteht, wenn die Nahrungsenergieaufnahme langfristig über dem individuellen Bedarf liegt. Die Nahrungsenergieaufnahme ist also von Bedeutung für die Entstehung überflüssiger Fettdepots. Die verschiedenen Nährstoffe, die in den Lebensmitteln enthalten sind, haben dabei unterschiedlich hohe Gehalte an Energie:

Fett enthält etwa 9 kcal/g; Kohlenhydrate enthalten etwas über 4 kcal/g; Eiweiß enthält knapp 4 kcal/g.

Mit dem Verzehr einer bestimmten Menge an Fett wird daher mehr als doppelt so viel Energie aufgenommen als bei der gleichen Menge an Kohlenhydraten oder Eiweiß. Daraus könnte die einfache Schlussfolgerung abgeleitet werden, dass Fett dick macht.

Auch wenn Fett pro Gramm mehr Kalorien liefert, sollte das jedoch nicht dazu führen, fettreiche Lebensmittel komplett zu meiden und fettarme Lebensmittel ohne Bedenken zu essen. Es ist auch ein Trugschluss, wenn man beispielsweise einen Fruchtjoghurt mit nur 0,3 % Fett aus der Überlegung heraus wählt, dadurch viel Energie einzusparen. Denn meistens ist solchen «Light-Varianten» besonders viel Zucker zugesetzt, damit sie trotz des geringen Fettgehaltes noch einigermaßen lecker schmecken. Womit der Energiegehalt eines solchen Joghurts wieder deutlich ansteigt und im Endeffekt nicht wesentlich niedriger liegt, als dies beim herkömmlichen, normal fetten Joghurt der Fall ist.

Aufgrund der oben dargestellten Unterschiede in den Energiegehalten der Hauptnährstoffe wurde lange Zeit eine kohlenhydratreiche Ernährung als «gesund» und als geeignet angesehen, eine Zunahme an Körpergewicht zu vermeiden. Auch heute wird dies teilweise von Experten oder Fachgesellschaften so empfohlen. Allerdings stammt beispielsweise in der traditionellen Küche der Mittelmeerländer (→ Frage 7) ein großer Anteil der aufgenommenen Energie aus Fett (überwiegend Olivenöl). Trotzdem nehmen die Menschen bei dieser Kost insgesamt selten zu viel Energie auf. Der Grund dafür ist, dass sie viel Gemüse verzehren, welches sehr wenig Energie enthält und trotzdem relativ gut sättigt. Zudem spielt die Fettqualität eine Rolle. Pflanzliche Fette liefern außerdem zahlreiche günstige Begleitstoffe.

Fett macht also nicht per se fett, vielmehr kommt es auf die Energiedichte des Essens insgesamt an. Der Verzehr von Lebensmitteln, die viel Energie in einer geringen Lebensmittelmenge enthalten (wie fettreiche, aber auch zuckerreiche und allgemein stark verarbeitete Lebensmittel), führen schneller zu Übergewicht als Lebensmittel mit einer geringen Energiedichte (wie Gemüse, Obst und Kartoffeln).

Übrigens: Den Hunger stillen, den Appetit übrig lassen.

63. Ist es möglich, viele Kilos in wenigen Tagen zu verlieren?

«Zehn Kilo in einer Woche» abnehmen ist eins von vielen Versprechen, die sich in der Werbung für mehr oder weniger dubiose Diätmittel finden. Dass sich dieses Ziel nicht erreichen lässt, zeigt neben der Erfahrung eine einfache Berechnung der beteiligten Faktoren.

Zunächst muss bedacht werden, dass am Anfang einer Diät viel Wasser ausgeschwemmt wird, sodass am ersten Tag durchaus 1 kg oder mehr an Körpergewicht verloren gehen kann, aber noch kein Gramm Körpersubstanz. Ein Teil des Wassers wird freigesetzt, weil der Körper die Kohlenhydratspeicher in Muskeln und anderen Geweben aufbraucht, die relativ viel Wasser binden. Erst danach wird die eigentliche Energiereserve des Körpers, nämlich Fett, abgebaut.

In 1 kg Körperfett sind etwa 9300 kcal gespeichert. Da ein übergewichtiger Erwachsener, der sich in der Regel nicht sonderlich viel bewegt, maximal 3000 kcal pro Tag verbrennt, können in einer Woche maximal 2 kg Fett abgebaut werden, vorausgesetzt, es wird gefastet. Bei den meisten Diäten wird jedoch Nahrung aufgenommen, wenn auch in reduzierter Menge. Bei vielen Diäten sind etwa 1000 kcal pro Tag erlaubt, manche versprechen sogar dramatische Gewichtsverluste ohne Hungergefühle, also wenn weiter gegessen wird wie bisher.

Der Energieverbrauch des Körpers ist eine individuelle Größe, die sich aus dem Grundumsatz und dem Leistungsumsatz zusammensetzt. Der Grundumsatz ist die Menge an Energie, die der Organismus eines Menschen in Ruhe und bei angenehmer Umgebungstemperatur für seine Grundfunktionen benötigt. Der Grundumsatz ist abhängig unter anderem von Alter, Körpergröße, Körpergewicht und Muskelmasse. Der Leistungsumsatz ist je nach körperlicher Aktivität verschieden.

Der Energieverbrauch lässt sich besonders durch mehr körperliche Betätigung steigern. Wenn Übergewichtige Sport treiben, schaffen sie es meist nicht, mehr als 1000 kcal pro Tag zu verbrauchen, also etwa die Menge an Kalorien, die üblicherweise bei einer Diät zugeführt werden darf. Das heißt, auch unter günstigen Bedingungen können, abgesehen von den ersten ein, zwei Tagen, in einer Woche nicht mehr als 2 kg Körperfett abgebaut werden. Die Versprechungen zur Gewichtsabnahme bei Diäten sind daher fast immer maßlos übertrieben.

Übrigens: Was man bei einer Diät am schnellsten verliert, ist die Geduld. *(Lothar Schmidt)*

64. Was ist der Jo-Jo-Effekt? Das Jo-Jo kennen die meisten aus ihrer Kindheit als faszinierendes Spielzeug. Wenn es an einer Schnur nach unten fällt, schnellt es sogleich wieder nach oben. So verhält sich auch das Körpergewicht vieler Menschen im Anschluss an eine Diät wie ein Jo-Jo. Kaum sind ein paar Kilogramm verloren, steigt das Gewicht erneut an, und das Ausgangsgewicht ist schnell wieder erreicht. Häufig zeigt die Waage nach ein paar Monaten sogar mehr an als vor der Diät – obwohl gar nicht mehr gegessen wurde als gewohnt. Wie kann das sein?

Diese Gewichtszunahme hat mit einem veränderten Energieverbrauch zu tun. Durch eine Diät wird in den meisten Fällen nicht nur Fettgewebe abgebaut, sondern auch Muskelgewebe. Bei radikalen Diäten, die zu einer schnellen Gewichtsabnahme führen, ist dieser Effekt besonders ausgeprägt. Durch den Verlust an Muskelmasse verringert sich der Grundumsatz. Der Körper benötigt nach der Diät demzufolge weniger Energie als vorher. Außerdem hat sich der Stoffwechsel in Erwartung der nächsten Hungerperiode auf Sparflamme eingestellt – eine überlebenswichtige Reaktion in der Evolution des Menschen.

Wird nach der Diät genauso viel gegessen wie vor der Diät, so liegt die Energiezufuhr jetzt über dem, was der Körper benötigt; dieser Überschuss an Energie wird erneut im Fettgewebe gespeichert, und es kommt zur Gewichtszunahme. Dieser Jo-Jo-Effekt ist nicht nur frustrierend, sondern die teilweise ausgeprägten Gewichtsschwankungen können auch das Risiko für Erkrankungen des Herz-Kreislauf-Systems erhöhen. Wer Gewicht verlieren möchte, sollte sich daher unbedingt mehr bewegen; denn dadurch erhöht sich der Energieverbrauch, und der Jo-Jo-Effekt lässt sich vermeiden oder doch etwas abbremsen.

Am besten zum Abnehmen geeignet ist eine langfristige Umstellung der Essgewohnheiten auf eine vollwertige Ernährung, die etwas unter dem Energiebedarf liegt. Radikale Diäten hingegen sind nicht hilfreich und können krank machen (→ Frage 100). Zudem sollten mehr körperliche Bewegung und Sport in den Alltag eingebaut werden.

Übrigens: Die gesündeste Turnübung ist das rechtzeitige Aufstehen vom Esstisch. *(Giorgio Pasetti)*

65. Warum ist Fett am Bauch so gefährlich?
Bei übergewichtigen Personen lassen sich prinzipiell zwei Formen der Verteilung des Körperfetts feststellen. Bei einigen Menschen ist das Körperfett vorwiegend am Bauch lokalisiert. Diese Form des Übergewichts wird umgangssprachlich auch als «Bierbauch» bezeichnet und findet sich überwiegend bei Männern. In der Fachsprache wird sie «Apfelform» oder abdominale Adipositas genannt. Die zweite Form der Fettverteilung wird als Birnenform oder gynoide Adipositas bezeichnet und tritt besonders bei Frauen auf. Hier ist das überflüssige Körperfett überwiegend an den Hüften und den Oberschenkeln gespeichert.

Egal ob Apfel- oder Birnenform, Übergewicht wird von den meisten Menschen vor allem als ein Schönheitsproblem wahrgenommen. Allerdings geht Übergewicht auch mit einem erheblichen Risiko für Begleiterkrankungen einher, insbesondere bei der abdominalen Form. So haben Menschen mit abdominalem Übergewicht ein erhöhtes Risiko für Bluthochdruck, Fettstoffwechselstörungen und Diabetes mellitus, die Zuckerkrankheit. In Verbindung damit ist auch die Gefahr von Herz-Kreislauf-Erkrankungen wie Herzinfarkt und Schlaganfall erhöht.

Das am Bauch lokalisierte Fett ist deshalb so gefährlich, weil es eine viel höhere Stoffwechselaktivität aufweist als das an anderen Körperteilen gespeicherte Fett. So gibt Bauchfett Fettsäuren an die Blutbahn ab, die zu erhöhten Blutfettwerten führen und sich negativ auf den Zuckerstoffwechsel auswirken. Sie hemmen die normale Wirkung des Hormons Insulin und sind dafür verantwortlich, dass der Zuckerspiegel im Blut ansteigt. Die Bauchspeicheldrüse versucht, dem erhöhten Zuckerspiegel entgegenzusteuern und schüttet mehr Insulin aus als normal. Das zusätzlich ausgeschüttete Insulin wirkt sich aber negativ auf den Blutdruck aus. Langfristig kann sich aus der gestörten Insulinwirkung und überschüssiger Insulinausschüttung ein Diabetes mellitus entwickeln. Das Fettgewebe setzt zudem eine Reihe von Botenstoffen frei, die Entzündungen fördern, welche wiederum bei der Entstehung des Diabetes mellitus eine Rolle spielen. Die Kombination aus erhöhten Blutfettwerten, erhöhtem Blutdruck und Diabetes mellitus wirkt sich schädigend auf die Blutgefäße aus und erhöht das Risiko für Arteriosklerose. Diese wiederum kann sich in Herz-Kreislauf-Erkrankungen manifestieren. Daher ist es besonders für Übergewichtige mit abdominaler Fettverteilung wichtig, so früh wie möglich und dauerhaft ihr Körpergewicht zu normalisieren.

66. Warum kann Abnehmen auch schädlich sein? Abnehmen ist für die meisten Übergewichtigen durchaus ratsam, nicht nur aus kosmetischen Gründen, sondern weil sich durch eine Verringerung des Körpergewichts die Blutfettwerte verbessern und erhöhte Blutdruck- und Zuckerwerte senken lassen.

Allerdings kann Abnehmen auch unerwünschte Nebenwirkungen haben. So kann während einer Diät, bei der extrem wenig gegessen wird, die Energiezufuhr zu gering sein, um das Gehirn mit dem notwendigen Brennstoff zu versorgen. Unter diesen Umständen baut der Körper Muskeleiweiß ab, um daraus Brennstoff für das Gehirn zu gewinnen. Außerdem werden beim Fettabbau sogenannte Ketonkörper gebildet und ins Blut abgegeben. Dies kann mit einer Übersäuerung einhergehen, die möglicherweise die Ausscheidung von Harnsäure über die Niere hemmt. Harnsäure kann sich in den Gelenken ablagern und einen Gichtanfall auslösen (→ Frage 76).

Durch hormonelle Veränderungen scheidet der Körper bei einer Diät außerdem mehr Wasser und Salze als üblich aus. Bei Wassereinlagerungen im Gewebe, sogenannten Ödemen, kann das zu einem gewissen Grad sinnvoll sein. Oft wird bei einer Diät aber auch zu viel Wasser ausgeschieden; Störungen des Wasserhaushalts und der Blutdruckregulation sind die Folge. Wird mit dem Wasser auch zu viel Kalium ausgeschieden, können im Extremfall Herzrhythmusstörungen auftreten.

Ein weiterer unerwünschter Effekt einer strengen Diät ist eine zu geringe Versorgung mit Vitaminen und Mineralstoffen. In den allermeisten Fällen wird durch die geringere Nahrungsmenge nicht nur weniger Energie aufgenommen, sondern es werden auch weniger lebenswichtige Vitamine und Mineralstoffe zugeführt. Eine zu geringe Zufuhr von Calcium beispielsweise kann die Knochenstabilität beeinträchtigen.

Merke: Jeder Dogmatismus ist schädlich, auch bei Reduktionsdiäten.

67. Welche Diäten sind schädlich? Noch bevor der Frühling richtig anfängt, stößt man jedes Jahr in Frauenzeitschriften und Buchhandlungen auf eine Vielzahl neuer Diäten. Viele davon versprechen zwar den ultimativen Erfolg, doch nur mit den wenigsten ist eine langfristige Gewichtsabnahme zu erreichen. Ein Beispiel ist die «One-Day»-Diät, bei der jede Woche ein Fastentag eingelegt werden soll und ansonsten so weiter gegessen werden kann wie bisher. Weitere Beispiele für Diäten, die kaum eine Chance auf einen langfristigen Erfolg bieten, sind Fatburner-Diäten, bei denen bestimmte Lebensmittel, Nahrungsergänzungen oder sogar Medikamente den Fettabbau unterstützen sollen.

Bei einigen Diätkonzepten ist es nicht damit getan, dass sie keinen langfristigen Erfolg bringen; sie können darüber hinaus auch der Gesundheit schaden. Schädlich sind bei längerer Durchführung beispielsweise einige kohlenhydratarme Diäten wie die Atkins-Diät, bei der hauptsächlich Fleisch, Milchprodukte und Eier verzehrt werden. Diese Speisen sättigen zwar gut und können daher kurzfristig eine Gewichtsabnahme bewirken; es werden jedoch zu wenig Vitamine, Mineralstoffe und Ballaststoffe und viel zu viel Fett und Eiweiß aufgenommen. Das kann zu Verdauungsproblemen und erhöhten Blutfettwerten führen; außerdem ist durch die Ansammlung von Ketonkörpern im Blut die Ausscheidung von Harnsäure beeinträchtigt, was einen Gichtanfall hervorrufen kann (→ Frage 76).

Ähnliche Nebenwirkungen kann das «Null»-Fasten haben, weil es auch für den Körper von Gesunden eine extreme Stoffwechselumstellung bedeutet. Dagegen ist ein richtig durchgeführtes Heilfasten ein idealer Einstieg, um ungünstige Essgewohnheiten aufzugeben und so langfristig an Gewicht zu verlieren. Ein weiteres Beispiel für eine problematische Diät ist die klassische Schroth-Kur, die von Johann Schroth vor über 150 Jahren entwickelt wurde. Im Rahmen dieser Kostform ist es vorgesehen, an drei sogenannten Trockentagen weniger als 125 ml zu trinken, später soll täglich bis zu 1 l Wein getrunken werden. Beides ist der Gesundheit nicht zuträglich. Die heute angebotene Schroth-Kur erhöht die Nahrungsenergie allerdings bis zum Ende der Kur, sodass die Gefahr eines Jo-Jo-Effekts verringert wird (→ Frage 64).

Alle einseitigen Diäten, die nur wenige Lebensmittel erlauben, sollten mit großer Vorsicht angewendet und stets durch ausreichend körperliche Aktivität unterstützt werden.

68. Welche Diäten sind empfehlenswert? Empfehlenswert sind Diäten, die eine ausgewogene Zusammenstellung der Lebensmittel beinhalten, auf eine langfristige Umstellung des Essverhaltens ausgerichtet sind und eine langsame Körpergewichtsabnahme anstreben. Dies ist besonders wichtig, da hierdurch dem Jo-Jo-Effekt entgegengewirkt werden kann (→ Frage 64). Eine ausgewogene Lebensmittelzusammenstellung liegt vor, wenn viel Gemüse und Obst, Vollkornprodukte und Hülsenfrüchte vorgesehen sind und weniger Fleischwaren, Eier und Milchprodukte verzehrt werden. Beim Fett sollte darauf geachtet werden, eher hochwertige pflanzliche Öle wie Oliven- und Rapsöl zu verwenden und tierische Fette nur in geringen Mengen zu sich zu nehmen.

Auch Bewegung spielt in guten Abnehmkonzepten eine meist unterschätzte, aber wichtige Rolle.

Ein Diätkonzept, das diesen Prinzipien zumindest zum Großteil folgt, ist beispielsweise die Brigitte-Diät. Noch besser eignen sich Abnehmprogramme, die eine Umstellung der Ernährungsgewohnheiten anstreben, wie sie von der Bundeszentrale für Gesundheitliche Aufklärung, von der Deutschen Gesellschaft für Ernährung, von Krankenkassen oder den Weight-Watchers angeboten werden. Der Vorteil solcher Programme ist, dass sie nicht allein eine Diät anbieten, sondern auch zu mehr körperlicher Aktivität anregen und die Verhaltensumstellung durch psychologische Maßnahmen unterstützen. Diese Unterstützung ist ganz wichtig, denn Essen ist auch eine Sache der Gefühle und Gewohnheiten und nicht nur des Verstandes. Damit eine Diät nicht über einen kurzfristigen Erfolg langfristig zu einer noch größeren Gewichtszunahme führt, sollten nur solche Diäten befolgt werden, die möglichst große Chancen für eine dauerhafte Umstellung eigener Gewohnheiten bieten.

Der Königsweg zur Normalisierung des Körpergewichts besteht aus einem Stufenplan, der individuell ausgerichtet werden kann. Günstig ist es, anfangs bis zu einer Woche nur Rohkost zu essen, um den Körper zu entschlacken (entsäuern, entgiften, entlasten). Danach geht man am besten zu einer vegetarischen Vollwert-Ernährung über, die sich auf Wunsch allmählich mit qualitativ hochwertigen tierischen Produkten ergänzen lässt. Dieser Prozess darf sich über Monate hinziehen und führt im ersten Monat je nach Ausgangsgewicht in der Regel zu einem Verlust von mehreren Kilogramm; danach beträgt die Abnahme etwa ein bis zwei Kilogramm pro Monat. Mit dieser Methode wird nicht nur das einmal erreichte niedrigere Körpergewicht erhalten, sondern ein neues, gesundes Ernährungsverhalten eingeübt, das langfristig aufrecht erhalten werden kann.

69. Inwieweit eignen sich Light-Produkte zum Abnehmen? Light-Produkte sind industriell hergestellte oder verarbeitete Lebensmittel, deren Rezeptur so geändert wurde, dass sie in der Regel weniger Fett oder Zucker enthalten. «Light» kann aber auch ein Bier mit weniger Alkohol oder einen Kaffee mit weniger Koffein meinen. Der Begriff «light» oder «leicht» soll also andeuten, dass eine als ungesund angesehene Substanz aus dem Produkt ganz oder teilweise entfernt wurde. Gesetzlich definiert ist mittlerweile, dass ein Produkt nur dann als «light» oder «leicht» gekennzeichnet werden darf, wenn es mindestens 30 % weniger Fett, Zucker, Alkohol oder Kalorien als ein vergleichbares Produkt enthält.

In typischen Light-Produkten wie Light-Käse, Light-Wurst oder Halbfettmargarine wird bei der Herstellung ein Teil des Fettes durch Eiweiß oder unverdauliche Fette ersetzt. Häufig wird aber auch lediglich Wasser oder Luft bzw. Stickstoff ins Lebensmittel eingearbeitet, um das Fett zu ersetzten. So etwa bei der Halbfettmargarine, in der Wasser unter Einsatz von Bindemitteln gebunden wird. Diese Produkte sind daher nicht unbedingt wertvoller als ihre nicht fettreduzierten Varianten. Zumindest enthalten sie aber weniger Fett und daher weniger Energie. Trotzdem helfen sie nur in den seltensten Fällen beim Abnehmen. Denn «leichte» Lebensmittel sind mit einem psychologischen Trick verbunden. Das Bewusstsein, dass es sich um energiereduzierte Produkte handelt, verführt dazu, von diesen mehr zu essen als gewöhnlich. So wird fettarmer Käse gerne besonders dick aufs Brot gelegt. Teilweise legt das entsprechende Marketing dieses Verhalten sogar nahe, zum Beispiel beim Markennamen «Du darfst».

Als Ausgleich für den fehlenden Geschmacksträger Fett enthalten fettreduzierte Light-Produkte häufig mehr Zucker oder Salz als vergleichbare herkömmliche Produkte. So ist der Zuckergehalt in «leichten Cornflakes» etwa doppelt so hoch wie in normalen Cornflakes. Auf diese Weise wird mit einigen Light-Produkten zwar Fett eingespart, aber keine Nahrungsenergie.

In anderen Light-Produkten wird Zucker durch Süßstoff ersetzt. Auf diese Weise soll ein energiearmer Genuss von Getränken, Süßigkeiten und Desserts möglich sein. In Getränken kann der Einsatz von Süßstoff sinnvoll sein und das Abnehmen unterstützen, denn Limonade und Cola enthalten sehr viel Energie, sättigen aber so gut wie nicht. Am besten ist es, Wasser, Kräuter- oder Früchtetees zu bevorzugen.

Merke: Lightprodukte sind etwas für Leichtgläubige.

70. Warum kann Fastfood dick machen? Fastfood bedeutet «schnelles Essen». Schnell soll es zum einen bei der Zubereitung der Speisen gehen, selten muss der Kunde mehr als ein paar Minuten auf sein Essen warten. Zum anderen ist Fastfood für den schnellen Verzehr gedacht, teilweise werden solche Speisen im Stehen oder sogar unterwegs verzehrt. Fastfood wird in Imbissbuden und Schnellrestaurants angeboten, aber auch Bäckereien und Fleischereien verkaufen die schnelle Mahlzeit für zwischendurch.

Typisches Fastfood sind Hamburger, Pommes frites, Döner Kebap oder Pizza. Daher hat Fastfood auch seinen schlechten Ruf als «Junkfood» (*junk:* engl. für «Schund»). Junkfood ist eine Bezeichnung für ungesundes, fett- und zuckerreiches Essen, das wenig Vitamine und Ballaststoffe enthält. Fastfood muss aber nicht unbedingt mit Junkfood gleichgesetzt werden. Auch das Fischbrötchen vom Markt und das belegte Baguette vom Bäcker oder sogar der Apfel lassen sich als Fastfood bezeichnen.

In den meisten Fällen ist es jedoch richtig, dass Fastfood relativ viel Fett, Salz und Zucker und wenig Ballaststoffe, Vitamine und sekundäre Pflanzenstoffe enthält. Fastfood hat mithin in der Regel eine sehr hohe Energiedichte, das heißt, bereits kleine Fastfood-Portionen liefern eine große Menge Energie. Andererseits sättigen sie nicht so sehr, wie es eigentlich der darin enthaltenen Energie entspräche. Zum Fastfood werden darüber hinaus häufig zuckerreiche Limonaden oder Cola getrunken, die ebenfalls sehr viel Energie enthalten, ohne wirklich zu sättigen. Dementsprechend gehört das typische Fastfood zu der Sorte von Speisen, mit denen das Körpergewicht leicht ansteigen kann. Werden regelmäßig Speisen mit einer hohen Energiedichte verzehrt, wird mit hoher Wahrscheinlichkeit auf Dauer mehr Energie aufgenommen, als der Körper benötigt, und das führt bekanntermaßen nach und nach zu Übergewicht.

Versuchspersonen, die zweimal täglich in einem Schnellrestaurant aßen, nahmen im Durchschnitt etwa 6 kg in einem Monat zu. Darüber hinaus verschlechterten sich die Leberwerte.

Insbesondere Kinder und Jugendliche scheinen Fastfood zu lieben. Deshalb sollte ihnen Fastfood auch nicht komplett verboten werden, aber es sollte nicht häufiger als zwei- bis dreimal im Monat gegessen werden, da sich bei häufigem Fastfood-Verzehr die Gefahr erhöht, bereits in jungen Jahren überflüssige Pfunde anzusammeln. Übergewicht, das bereits im Kindesalter beginnt, ist besonders schwierig abzubauen. Übergewichtige Kinder haben zudem ein hohes Risiko, im späteren Leben an Diabetes mellitus und anderen Stoffwechselkrankheiten zu erkranken.

Merke: Übergewicht entsteht nicht zwischen Weihnachten und Neujahr, sondern zwischen Neujahr und Weihnachten.

Gesundheit ist das beste Mittel gegen Krankheit

71. Was bedeutet Salutogenese? Der Begriff Salutogenese setzt sich aus dem lateinischen Wort *salus* (= Gesundheit) und dem griechischen Wort *genesis* (= Entstehung) zusammen und bedeutet demnach «Entstehung von Gesundheit». Dieser Begriff wurde in den 1970er Jahren von dem amerikanisch-israelischen Medizinsoziologen Aaron Antonovsky geprägt. Nach dem Konzept der Salutogenese sind «Gesundheit» und «Krankheit» nicht zwei getrennte Zustände, die sich gegenseitig ausschließen, sondern gehören beide zum Leben dazu. Jeder Mensch ist also mehr oder weniger gesund bzw. krank.

Das Konzept der Salutogenese richtet das Augenmerk nicht auf die Ursachen oder die Risikofaktoren, die Krankheiten hervorrufen können. Vielmehr stellt es die Aspekte in den Vordergrund, die dazu beitragen, dass ein Mensch gesund bleibt oder gesund wird. Salutogenese ist mithin ein völlig anderer Ansatz als das Konzept der Pathogenese, das üblicherweise in der Schulmedizin vertreten wird. Pathogenese untersucht die Entstehung einzelner Krankheiten und die daran beteiligten Faktoren.

Nach dem Modell der Salutogenese ist das sogenannte «Kohärenzgefühl» entscheidend für die Entstehung bzw. den Erhalt der Gesundheit eines Menschen. Das Kohärenzgefühl beschreibt die Haltung, mit der ein Mensch seinem Leben und den damit verbundenen Anforderungen gegenübersteht. Diese Haltung kann mehr oder weniger durch die Aspekte Verstehbarkeit, Handhabbarkeit und Sinnhaftigkeit geprägt sein.

Verstehbarkeit bedeutet, inwieweit eine Person Lebensereignisse oder Entwicklungen als geordnet und vorhersehbar empfindet. Der Begriff der *Handhabbarkeit* beschreibt, wie viel Ressourcen jemand in seinem Leben sieht, um Herausforderungen zu bewältigen. Die *Sinnhaftigkeit* drückt aus, in welchem Maß ein Mensch sein Leben als sinnvoll empfindet. Das Kohärenzgefühl beschreibt daher eine lebensbejahende Einstellung. Es vertraut darauf, dass jeder mit den Anforderungen des Lebens umgehen kann und dass die Anforderungen des Lebens zumindest teilweise lohnende Herausforderungen sind. Nach dem Konzept der Salutogenese ist ein starkes Kohärenzgefühl eine wichtige Vorraussetzung dafür, gesund zu werden oder zu bleiben.

Die Salutogenese ist ein umfassender Ansatz, der bei Gesundheit und Krankheit im Gegensatz zur naturwissenschaftlichen Medizin auch emotionale und persönliche Aspekte berücksichtigt.

Übrigens: Der wahre Arzt wohnt im Menschen selbst.

72. Welche Lebensmittel schützen, welche schädigen Herz und Kreislauf? Bei der Frage nach einer «herzgesunden» Ernährung werden von Fachleuten und Laien verschiedenste Inhaltsstoffe von Lebensmitteln genannt. So mahnen die Einen, die Aufnahme von Fett zu minimieren und ausreichend Ballaststoffe aufzunehmen. Andere wiederum setzen auf die positive Wirkung von Antioxidanzien wie Vitamin C und E, Selen und sekundäre Pflanzenstoffe (Phytoöstrogene, Isoflavone, Phytosterine; → Frage 38).

Die Liste der Substanzen, die gut bzw. schlecht für die Gefäße sein sollen, ist lang. Trotzdem wissen Betroffene oft nicht, was sie denn nun eigentlich essen sollen. Es werden ja schließlich nicht Fette oder Kohlenhydrate, sondern Brot, Nudeln, Pizza, Fleisch und Salat gegessen. Es gibt solide wissenschaftliche Daten dazu, welche Lebensmittel sich positiv und welche sich negativ auf die Blutgefäße auswirken. Erwiesenermaßen haben Menschen, die viel Gemüse und Obst essen, ein geringes Risiko, Herz-Kreislauf-Erkrankungen zu erleiden. Viel heißt, dass mindestens drei Portionen Gemüse und zwei Portionen Obst pro Tag gegessen werden sollten. Mit hoher Wahrscheinlichkeit wirken auch Vollkornprodukte schützend auf die Gefäßgesundheit, also Vollkornbrot und -brötchen, Vollkornnudeln, Vollkornreis und möglichst selbst zubereitetes Müsli aus Haferflocken, Nüssen und Obst der Saison. Reichlich Ballaststoffe und sekundäre Pflanzenstoffe liefern darüber hinaus Hülsenfrüchte wie Bohnen, Erbsen, Linsen und Kichererbsen. Demgegenüber sind Weißbrot und Weißmehlgebäck eher nachteilig für die Gefäßgesundheit, zumindest, wenn zu viel davon verzehrt wird. Denn solche Produkte enthalten schnell verfügbare Mehrfachzucker (Kohlenhydrate).

Noch problematischer sind Lebensmittel bzw. Speisen, die Ein- oder Zweifachzucker enthalten (das, was umgangssprachlich als Zucker bezeichnet wird), wie Süßigkeiten oder Zucker an sich. Außerordentlich ungünstig ist es, wenn solche Produkte darüber hinaus mit sogenannten gehärteten Fetten zubereitet werden. Gehärtete Fette sind oft in industriell hergestelltem Gebäck, Keksen,

Blätterteig, Eiscreme sowie einigen Margarinen enthalten. Besonders ungünstig sind auch salziges Knabbergebäck, Pommes frites und andere frittierte Lebensmittel, da sie sehr fetthaltig sind und meist in gehärteten oder anderweitig ungünstigen Ölen zubereitet werden.

Auch bestimmte pflanzliche Öle wie Rapsöl oder Walnussöl sowie Nüsse und Samen sind gesundheitsfördernd, weil sie mehrfach ungesättigte Fettsäuren, Omega-3-Fettsäuren und Phytosterine enthalten, die sich günstig auf den Cholesterinspiegel und die Fließeigenschaften des Blutes auswirken. Da sie viele Kalorien enthalten, sollten sie allerdings nur in mäßigen Mengen verzehrt werden. Zu einer herzgesunden Kost gehören außerdem fettarme Milchprodukte sowie Fisch, die ebenfalls in Maßen verzehrt werden sollten. Einige Male in der Woche darf es auch eine Portion mageres Fleisch oder ein Ei sein. Fettreiche Fleischgerichte wie Schweinshaxen, Ente oder Innereien und Wurst sind nachteilig für das Gefäßsystem.

Beim Kaffee ist es eine Frage der Menge, ob er sich günstig oder ungünstig auf das Gefäßsystem auswirkt. Bis zu drei Tassen Kaffee täglich sind eher günstig für Herz und Kreislauf, ab fünf Tassen besteht die Gefahr, dass sich die Blutfettwerte erhöhen und mithin negative Effekte auf das Gefäßsystem überwiegen. Ähnliches gilt auch für Rotwein. Aufgrund seiner sekundären Pflanzenstoffe kann er in Maßen genossen einen positiven Einfluss auf die Blutgefäße haben. Auch Knoblauch soll gut für Herz und Gefäße sein.

Merke: Gute Gesundheit beruht auf guten Gefäßen und guten Gewohnheiten.

73. Welche Lebensmittel begünstigen die Entstehung von Diabetes?

Der Diabetes mellitus Typ 1 ist erblich bedingt und betrifft weniger als ein Zehntel der Diabetesfälle. Der Diabetes mellitus Typ 2 ist weit verbreitet und nimmt in Wohlstandsgesellschaften rapide zu. Es sind in der Regel nicht bestimmte Lebensmittel, die die Entstehung dieses Diabetes begünstigen, sondern allgemein ein «Zuviel» an Lebensmitteln. Denn die bedeutendste Ursache dieses Diabetestyps ist das Übergewicht, das bekanntlich entsteht, wenn die Nahrungsenergiezufuhr langfristig über dem Bedarf liegt.

Es sind also vor allem dick machende Lebensmittel bzw. Essgewohnheiten, die auch das Risiko für Diabetes erhöhen können.

Dick machende Lebensmittel sind insbesondere solche, die eine hohe Energiedichte aufweisen, das heißt in kleinen Portionen viel Energie enthalten. Meist sind dies fett- und zuckerreiche Produkte wie Frittiertes, Süßigkeiten und andere Snacks.

Mindestens genauso wichtig wie die Essgewohnheiten ist aber auch, wie das Leben zwischen den Mahlzeiten verläuft. Wer einen Schreibtischjob hat, kaum zu Fuß oder mit dem Fahrrad unterwegs ist und die Freizeit vor dem Fernseher oder Computer verbringt, hat ein hohes Risiko, dick zu werden. Wer dagegen häufig körperlich aktiv ist, der wird nur mit geringer Wahrscheinlichkeit dick und steht dementsprechend kaum in der Gefahr, an Diabetes zu erkranken.

Darüber hinaus wird auch vermutet, dass sich die Art der verzehrten Kohlenhydrate auf das Diabetesrisiko auswirken kann. Kohlenhydrate ist die Fachbezeichnung für alle Arten von Zucker. Dazu gehört nicht nur das, was landläufig unter dem Begriff «Zucker» verstanden wird, sondern sowohl Einfachzucker (z. B. Traubenzucker) und Zweifachzucker (z. B. Haushaltszucker) als auch Vielfachzucker (z. B. Stärke). Reich an Kohlenhydraten sind demnach Brot, Backwaren, Obst und Sättigungsbeilagen wie Kartoffeln, Reis und Nudeln, aber auch Süßigkeiten. Die verschiedenen kohlenhydratreichen Lebensmittel wirken sich unterschiedlich auf den Blutzuckerspiegel aus. Die Einfach- oder Zweifachzucker aus Süßigkeiten werden schnell ins Blut aufgenommen, die aus Obst dagegen langsamer, da sie in Zellstrukturen eingebunden und von Ballaststoffen umgeben sind. Besonders langsam ins Blut aufgenommen werden Kohlenhydrate aus Gemüse und Hülsenfrüchten.

Um diese Unterschiede darzustellen, wurde der glykämische Index (GI oder «Glyx») erfunden. Der glykämische Index wird berechnet, indem Testpersonen nach dem Verzehr verschiedener kohlenhydrathaltiger Lebensmittel Blut abgenommen wird. Die Höhe des normalen Blutzuckerspiegels wird zur Höhe des Blutzuckerspiegels nach dem Verzehr einer bestimmten Menge Traubenzucker (= 100) ins Verhältnis gesetzt. Die daraus ermittelten Zahlen lassen sich in Tabellen nachlesen. Beispielsweise haben Vollkornspaghetti mit 37 einen niedrigen glykämischen Index, Weißbrot hat mit 70 einen vergleichsweise hohen GI. Um auch die Menge an Kohlenhydraten zu berücksichtigen, kann die glykämische Last (GL) berechnet werden. Sie entspricht dem glykämischen Index multipliziert mit der in der Portion enthaltenen Menge an Kohlenhydraten.

Das Diabetesrisiko ist geringer, wenn vorwiegend Lebensmittel mit einem niedrigen glykämischen Index gegessen werden. Allerdings sollte man diese Zahlen nicht isoliert bewerten. Die in GI-Tabellen angegebenen Werte können von Person zu Person schwanken und sich teilweise deutlich verändern, wenn das betreffende Lebensmittel gleichzeitig mit anderen Lebensmitteln verzehrt wird. Es reicht, sich an dem oben angesprochenen Prinzip zu orientieren: Gemüse, Vollkorn und Hülsenfrüchte können sich vorteilhaft auf das Diabetesrisiko auswirken, während Weißmehlprodukte und Süßigkeiten eher ungünstig sind.

74. Welche Lebensmittel reduzieren das Risiko einer Osteoporose? Die Osteoporose ist eine Krankheit, bei der sich das feste Knochengewebe nach und nach abbaut und die Gefahr von Knochenbrüchen hoch ist. Sie tritt überwiegend im höheren Lebensalter auf. Dennoch ist es wichtig, bereits in der Jugend vorzusorgen, um diese Erkrankung zu verhindern. Je mehr Knochenmasse in den ersten 30 Lebensjahren aufgebaut wird, desto geringer ist die Gefahr, dass es durch den mit dem Alter einhergehenden Knochenabbau zu gesundheitlichen Problemen kommt. Im mittleren Lebensalter können die Essgewohnheiten dazu beitragen, die Knochenmasse weitgehend zu erhalten; ab einem Alter von etwa 50 Jahren geht es darum, den Knochenabbau so gering wie möglich zu halten.

Sowohl für den Aufbau als auch den Erhalt stabiler Knochen braucht der Körper Calcium. Dabei ist es zunächst notwendig, dass ausreichend Nahrung aufgenommen wird, denn Personen, die in der Jugend oder dem frühen Erwachsenenalter an Magersucht leiden (→ Frage 80) und deshalb insgesamt sehr wenig essen, haben ein stark erhöhtes Risiko für spätere Osteoporose. Das liegt nicht nur an der geringen Calciumzufuhr mit der Nahrung, sondern ist auch auf hormonelle Veränderungen zurückzuführen.

Im Normalfall sind für den Aufbau und Erhalt der Knochen Calcium und Vitamin D erforderlich. Calciumreiche Lebensmittel sind Käse, Joghurt und andere Milchprodukte, grünes Gemüse wie Spinat, Brokkoli und Grünkohl sowie Haselnüsse, Mandeln und Sesam. Ein Jugendlicher sollte täglich 1200 mg Calcium aufnehmen und müsste dazu 250 g Joghurt, 400 g Brokkoli, 25 g Edamer-Käse und eine Portion Nüsse essen. Für einen Erwachsenen reichen etwa 1000 mg Calcium pro Tag aus, diese Menge ist in 200 g Joghurt,

150 g Grünkohl und 15 g Bergkäse enthalten. Diese Beispielrechnungen zeigen, dass viel grüne Gemüse gegessen werden müssen, wenn keine Milchprodukte verzehrt werden.

Wenn die Essgewohnheiten einer ausgewogenen und gesunden Ernährung entsprechen (→ Frage 2), dann muss es von den einzelnen calciumreichen Lebensmitteln auch nicht ganz so viel sein. Außerdem liefert eine solche ausgewogene Ernährung das für die Knochengesundheit erforderliche Vitamin D, das für die Aufnahme von Calcium und dessen Einbau in die Knochen gebraucht wird. Vitamin D findet sich besonders in Fisch, Eiern und Pilzen.

Doch mit den richtigen Essgewohnheiten allein ist es nicht getan, wenn der Osteoporose vorgebeugt werden soll. Dazu gehört auch ein entsprechender Lebensstil. Um stabile Knochen in der Jugend aufzubauen und ein Leben lang zu erhalten, ist es unerlässlich, sich viel zu bewegen, entweder bei der Arbeit, beim Sport oder bei anderen Freizeitaktivitäten. Außerdem sollte nicht geraucht und es sollten regelmäßige Aufenthalte im Freien eingeplant werden, denn das Vitamin D, das mit Lebensmitteln zugeführt wird, reicht nicht aus, um eine optimale Versorgung zu erreichen. Unsere Haut kann aus Vorstufen Vitamin D bilden, wenn sie dem Sonnenlicht ausgesetzt wird (→ Frage 36).

75. Wie lässt sich das Krebsrisiko senken? Krebs ist eine schreckliche Erkrankung für Betroffene und ihre Angehörigen. Leider werden immer wieder unseriöse Versprechungen gemacht, dass bestimmte Krebsdiäten vor einem Tumor schützen oder ihn gar heilen können. Diese Versprechungen sollten mit großer Vorsicht aufgenommen werden. Aber es gibt viele wissenschaftlich belegte Zusammenhänge zwischen dem Krebsrisiko und Lebens- und Essgewohnheiten, die zeigen, dass die Gefahr verringert werden kann, an Krebs zu erkranken. Eine Garantie bieten sie allerdings nicht.

Neben einer genetischen Veranlagung und Viren sind es überwiegend falsche Ernährungsgewohnheiten und das Rauchen, die die Krebsgefahr erhöhen. Anhand einer Vielzahl von wissenschaftlichen Untersuchen hat der Weltkrebsernährungsfond (WCRF) neun Empfehlungen erarbeitet, wie sich das Krebsrisiko senken lässt.

1. Das Körpergewicht soll möglichst im Normalbereich liegen und eine Gewichtszunahme vermieden werden, denn Übergewicht bzw.

ein hoher Körperfettanteil kann das Risiko für bestimmte Krebsarten erhöhen (z. B. Speiseröhren-, Darm- und Brustkrebs).

2. Täglich sollte mindestens eine halbe Stunde körperliche Aktivität
durchgeführt werden. «Körperliche Aktivität» bedeutet mindestens
schnelles Gehen oder eine entsprechende Anstrengung; wünschens-
wert wäre indes eine intensivere körperliche Betätigung. Diese
Empfehlung steht mit der ersten in Verbindung, denn regelmäßige
körperliche Bewegung verhindert eine Zunahme an Körpergewicht.

3. Lebensmittel mit einer hohen Energiedichte sollten nur selten
verzehrt und zuckerreiche Lebensmittel, inklusive Getränke, gemieden werden.

4. Täglich sollten mindestens fünf Portionen Gemüse und Obst verzehrt werden. Stärkehaltige Beilagen wie Kartoffeln, Reis, Hülsenfrüchte oder Getreideprodukte sollten möglichst wenig verarbeitet
und erhitzt auf den Tisch kommen; stark verarbeitete Beilagen wie
Pommes frites oder Kroketten hingegen sind eher zu meiden.

5. Es sollten nicht mehr als 500 g Fleisch pro Woche auf den Tisch
kommen. (Anmerkung des Autors: Halb so viel wäre besser.)

6. Alkoholische Getränke sollten Frauen auf ein Glas pro Tag begrenzen, Männer sollten maximal zwei Gläser Alkohol zu sich
nehmen. (Anmerkung des Autors: Dies ist ein Zugeständnis an die
positiven Wirkungen alkoholischer Getränke auf Herz und Kreislauf. Um das Krebsrisiko optimal zu senken, sollte auf Alkohol ver-
zichtet werden.)

7. Zum Haltbarmachen von Lebensmitteln wird das Salzen oder
Pökeln nicht empfohlen; der Verzehr verschimmelter Lebensmittel
ist zu meiden.

8. Nahrungsergänzungsmittel sind im Allgemeinen nicht erforderlich, um Krebs vorzubeugen.

9. Säuglinge sollten bis zum sechsten Lebensmonat voll gestillt
werden, weil es sowohl das Brustkrebsrisiko der Mutter verringert
als auch die Gefahr, dass das Kind später übergewichtig wird.

Wer diese Empfehlungen des WCRF beachtet und darüber hinaus
nicht raucht, kann sein persönliches Risiko, an Krebs zu erkranken,
deutlich senken.

Übrigens: Es gibt tausend Krankheiten, aber nur eine Gesundheit.
(Ludwig Börne)

76. Wie kann man Gicht vorbeugen? Bei Gicht lagern sich Harnsäurekristalle in den Gelenken und an anderen Stellen des Körpers ab und lösen Gichtanfälle mit schmerzhaften Entzündungen aus. Die Gicht wird daher häufig als Gelenkerkrankung wahrgenommen, ihr liegt allerdings eine Erkrankung des Stoffwechsels zugrunde. Bevor es zur Ablagerung von Harnsäurekristallen und damit zum Gichtanfall kommen kann, ist die Konzentration der Harnsäure im Blut meist über längere Zeit erhöht. Diese Veränderung wird in der Fachsprache als Hyperurikämie bezeichnet; die Betroffenen bemerken sie jedoch meistens nicht.

Im Körper des Menschen entsteht jeden Tag eine gewisse Menge an Harnsäure, sie ist ein Abfallprodukt beim Abbau und der Erneuerung von Purinen. Purine sind wesentliche Bestandteile des Zellkerns und als Koenzyme am Energiestoffwechsel der Zellen beteiligt. Purine sind in unterschiedlicher Menge in fast allen Lebensmitteln enthalten. Mit der Nahrung nehmen wir daher zusätzlich jeden Tag Purine auf, die dann zu Harnsäure abgebaut werden. Die Harnsäure gelangt ins Blut und wird beim gesunden Menschen über die Niere ausgeschieden, sodass die Harnsäure im Blut einen bestimmten Wert nicht überschreitet.

Wenn die Ausscheidung der Harnsäure aus irgendeinem Grund gestört ist oder zu viele Purine mit der Nahrung aufgenommen werden, steigen die Harnsäurewerte im Blut an. Wird ein Wert von etwa 7 mg pro 100 ml Blut überschritten, dann lagert sich die Harnsäure in den Gelenken, den Sehnenscheiden oder in der Niere ab. Die Harnsäureablagerungen können sich entzünden, dies äußert sich als schmerzhafter Gichtanfall.

Um Gicht zu vermeiden gilt es, den Verzehr purinreicher Lebensmittel deutlich einzuschränken. Purinreich sind vor allem Innereien, Fleisch, Wurst sowie einige Fischarten (Hering, Muscheln, Hummer), Hülsenfrüchte und Bier. Bier hat nicht nur einen hohen Puringehalt, sondern kann auch noch, wie alle alkoholischen Getränke, die Harnsäureausscheidung über die Niere beeinträchtigen.

Gemüse, Obst, Brot, Kartoffeln und Salat enthalten dagegen wenig Purine; völlig purinfrei ist Milch. Zur Vorbeugung von Gicht ist eine lakto-vegetarische Ernährung gut geeignet. Außerdem ist regelmäßige Bewegung günstig. Sie kann zudem helfen, Übergewicht zu vermeiden, das das Risiko für Gicht erhöht. Außerdem sollten täglich zwei Liter getrunken werden, damit den Nieren ausreichend Flüssigkeit für die Ausscheidung des Abfallprodukts Harnsäure zur Verfügung steht.

77. Wann ist bei Bluthockdruck eine salzarme Ernährung erforderlich?

Zwischen dem Blutdruck und der Menge an Salz, die mit dem Essen aufgenommen wird, besteht ein Zusammenhang. Ein hoher Konsum von Kochsalz kann das Risiko für Bluthochdruck erhöhen. Allerdings gibt es diesbezüglich individuelle Unterschiede; bei einigen Betroffenen sinkt der Blutdruck deutlich, wenn sie eine salzärmere Kost bevorzugen, bei anderen dagegen kaum. Dieser Unterschied wird mit dem Begriff «Salzsensitivität» bezeichnet. Personen, bei denen der Blutdruck nach einer Verringerung der Salzzufuhr merklich sinkt, sind salzsensitiv. Der Grund für die Salzsensitivität ist nicht genau bekannt.

Aber auch für nicht salzsensitive Menschen lohnt es sich, auf die Salzzufuhr zu achten, denn die meisten Menschen in westlichen Industrieländern nehmen weit mehr Salz auf als notwendig. Zudem kann eine salzreiche Ernährung nicht nur den Blutdruck, sondern auch das Magenkrebsrisiko erhöhen.

Menschen, die salzreiche Gerichte gewohnt sind, fällt eine Umstellung auf eine salzarme Kost meistens schwer. Einfacher ist es, nach und nach etwas weniger Salz und dafür mehr Kräuter und salzarme Gewürze beim Kochen zu verwenden und weniger salzhaltige Fertiggerichte zu essen. Dabei können eine Ernährungsberatung oder ein Kochkurs hilfreich sein.

Neben dem Einsparen von Salz sollten Menschen mit hohem Blutdruck viel Gemüse, Obst, fettarme Milchprodukte und Vollkornprodukte sowie mäßig viel Fisch, Nüsse und Geflügel essen. Rotes Fleisch, Wurst, Süßigkeiten, Fertiggerichte und Fastfood sollten gemieden werden oder nur sehr selten auf den Tisch kommen. Eine solche Ernährungsweise enthält viel Magnesium, Kalium, Ballaststoffe und Protein, die sich alle positiv auf den Blutdruck auswirken. Beim Alkohol empfiehlt sich Zurückhaltung, mehr als ein Glas täglich sollte es möglichst nicht sein. Auch von einem übermäßigen Konsum von Kaffee (mehr als drei Tassen pro Tag) ist abzuraten.

78. Welches Gesundheitsrisiko besteht durch Lebensmittelzusatzstoffe?

Bei der industriellen Herstellung und Verarbeitung von Lebensmitteln werden oft sogenannte Lebensmittelzusatzstoffe verwendet. Zusatzstoffe sind Substanzen, die der Hersteller absichtlich hinzufügt, um die Eigenschaften des Lebensmittels zu verändern. Die Verwendung von Zusatzstoffen ist bei der industriellen Lebensmittelproduktion oft notwendig oder bietet Vorteile für den Produzenten.

Konservierungsstoffe verlängern die Haltbarkeit und sorgen dafür, dass sich ein Produkt länger verkaufen lässt. *Geschmacks-* und *Farbstoffe* setzt die Lebensmittelindustrie ein, damit die Produkte ansprechender aussehen und schmecken, teilweise dienen sie auch schlicht als Ersatz für teurere Rohstoffe. So ist es für eine Molkerei billiger, ein Erdbeer- oder Vanillearoma in der Joghurtherstellung einzusetzen, als echte Vanilleschoten oder mehr Erdbeeren zu verwenden. Außerdem schwanken Qualität, Farbe und Geschmack von Lebensmittelrohstoffen. Da viele Verbraucher erwarten, dass Produkte immer den gleichen Geschmack und die gleiche Farbe haben, werden Konservierungs-, Geschmacks- und Farbstoffe eingesetzt.

Zusatzstoffe werden in Europa mit einer E-Nummer oder mit ihrer chemischen Bezeichnung auf der Lebensmittelverpackung angegeben. Die Verwendung von Zusatzstoffen ist umfangreich gesetzlich geregelt. Bevor ein Zusatzstoff eingesetzt werden darf, wird er einer Sicherheitsprüfung unterzogen. In Langzeit-Tierversuchen wird ermittelt, ob die Substanz Gesundheitsschäden hervorrufen kann. Treten bei täglicher Verabreichung in relativ hohen Mengen über längere Zeit keine Schäden auf, so gilt die Substanz als unbedenklich und wird zugelassen. Dabei wird der sogenannte ADI-Wert (ADI = acceptable daily intake) festgelegt. Der ADI-Wert gibt die Menge eines Stoffes an, die über die gesamte Lebenszeit täglich aufgenommen werden kann, ohne dass dadurch gesundheitliche Gefahren zu erwarten wären. Dieses Verfahren und seine Ergebnisse werden als relativ zuverlässig angesehen.

Im Allgemeinen ist daher davon auszugehen, dass Zusatzstoffe als Einzelsubstanzen nicht schädlich sind.

Da die Zusatzstoffe bei der Sicherheitsprüfung jeweils separat getestet werden, kann allerdings nicht ausgeschlossen werden, dass sich Mischungen aus mehreren Zusatzstoffen, wie sie in vielen Lebensmitteln enthalten sind, negativ auswirken. Außerdem können bestimmte Zusatzstoffe bei empfindlichen Personen allergieähnliche Unverträglichkeitsreaktionen hervorrufen (→ Frage 79).

79. Wie muss eine Kost bei Lebensmittelallergien und -unverträglichkeiten zusammengesetzt sein? Lebensmittelallergien sind von Pseudoallergien, Unverträglichkeiten und anderen Intoleranzen zu unterscheiden, denen andere Mechanismen zugrunde liegen. Bei den drei letzteren werden kleinere Mengen des entsprechenden Lebensmittels häufig problemlos vertragen, erst bei größeren Mengen treten Unverträglichkeitssymptome auf.

Lebensmittelallergien beruhen auf einer Überreaktion des Immunsystems. Bereits kleine Mengen des entsprechenden Lebensmittels reichen aus, um Symptome hervorzurufen. Deshalb muss das Allergie auslösende Lebensmittel ganz gemieden werden. Der Verdacht auf eine Lebensmittelallergie sollte immer von einem Allergologen bestätigt werden. Dafür reicht ein Hauttest nicht aus, es sollte eine sogenannte orale Provokation durchgeführt werden. Haselnüsse, Sellerie, Äpfel und Erdnüsse lösen in Europa am häufigsten echte Lebensmittelallergien aus; des Weiteren treten Allergien gegen Milcheiweiß, Soja und Eier auf. Wegen dieser zahlreichen Auslöser von Allergien gibt es keine allgemeingültige Allergiediät; jeder Allergiker muss die Lebensmittel meiden, auf die er allergisch reagiert.

Lebensmittelintoleranzen sind nicht immunologisch ausgelöste Reaktionen nach Konsum gewisser Nahrungsmittel. Die wichtigsten Formen dieser Intoleranzen sind Pseudoallergien und Enzymopathien wie die Laktoseintoleranz (Milchzuckerunverträglichkeit).

Pseudoallergien werden entweder durch natürliche Lebensmittelinhaltsstoffe, wie die biogenen Amine, oder durch bestimmte Lebensmittelzusatzstoffe ausgelöst. Biogene Amine sind natürliche Aromastoffe, die in Fisch, Käse, Tomaten, Walnüssen und Rotwein enthalten sind. Bei den Zusatzstoffen sind vor allem Azofarbstoffe und bestimmte Konservierungsstoffe (Sorbinsäure, Benzoesäure, Schwefeldioxid u. a.) problematisch. Bei einem begründeten Verdacht auf eine Pseudoallergie gegenüber Zusatzstoffen sollten Fertigprodukte mit Vorsicht genossen werden. Betroffene sollten die Zutatenliste genau beachten und Produkte mit den entsprechenden Zusatzstoffen meiden. Unter Umständen ist es besser, den Verzehr industriell stark verarbeiteter Lebensmittel einzuschränken oder ganz zu vermeiden

Einmalige *Unverträglichkeitsreaktionen* sind kein Grund, Lebensmittel mit hohen Gehalten an biogenen Aminen zu meiden. Treten jedoch regelmäßig Beschwerden auf, so sollten die Lebensmittel, die die Beschwerden auslösen, nur in Maßen verzehrt werden. Da sich die Wirkungen einzelner biogener Amine gegenseitig verstärken, ist es für empfindliche Personen empfehlenswert, beispielsweise größere Mengen Käse und Rotwein nicht zusammen zu verzehren.

Bei vielen Allergien ist das Meiden der auslösenden Lebensmittel jedoch nicht so einfach, wie es auf den ersten Blick erscheint. So reicht es nicht aus, wenn ein Ei-Allergiker keine Eier mehr isst. Denn Ei oder Eibestandteile werden vielen Produkten als Bindemittel zugesetzt. So enthalten Backwaren und panierte Lebensmittel häufig Ei; auch in Cornflakes, Suppen, Würsten oder Salatsoßen kann Ei enthalten sein, ohne dass dies auf der Verpackung gekennzeichnet sein muss. Daher bleibt vielen Allergikern nichts anderes übrig, als industriell verarbeitete Lebensmittel ganz oder weitgehend zu meiden und die Speisen selbst zuzubereiten.

Übrigens: Was du *nicht* isst, kann dein Glück sein.

80. Welches sind die Ursachen für Magersucht? Die Magersucht, in der Fachsprache als Anorexia nervosa bezeichnet, ist eine häufig unterschätzte Krankheit. Die Betroffenen, meist Mädchen und junge Frauen, haben eine verzerrte Wahrnehmung ihres Körpers. Sie weigern sich, für sich selbst ein normales Körpergewicht zu akzeptieren und essen daher so wenig, dass sie immer weiter abnehmen. Das Gewicht von Magersüchtigen liegt 15 % oder mehr unter dem Normalgewicht; so kann eine 17-jährige Magersüchtige bei einer Köpergröße von 1,70 m unter 50 kg wiegen anstatt, wie es normal wäre, etwa 60 kg. Trotz ihres Untergewichts kommen sich Magersüchtige meist zu dick vor und versuchen, weiter abzunehmen. Sie nehmen die Magersucht nicht als Krankheit wahr, sondern empfinden die Beherrschung ihres Hungergefühls als Leistung oder als etwas, das ihnen Macht über Angehörige verleiht.

Subjektiv gesehen, stellt die Magersucht für die Betroffenen also etwas Positives dar. Dies ist auch ein erster Hinweis auf die Ursachen der Magersucht. Sie ist eine psychische Erkrankung, die zumindest teilweise in den persönlichen Eigenschaften der Erkrankten begründet liegt. Ein gestörtes Selbstwertgefühl, Probleme mit dem Erwachsenwerden und eine ungünstige familiäre Situation können die Entstehung der Erkrankung begünstigen. Ganz aufgeklärt sind die Ursachen der Magersucht nicht, bekannt ist jedoch, dass auch Angst- und Zwangsstörungen, sexueller Missbrauch und genetische Faktoren das Risiko erhöhen.

Etwas anders stellt sich die Situation bei der Bulimia nervosa dar. Die Bulimie oder Ess-Brechsucht ist eine der Magersucht verwandte

Essstörung, bei der die Betroffenen ebenfalls hungern, aber das Hungern wird durch Heißhunger- und Fressattacken unterbrochen. Im Rahmen einer solchen Attacke essen die Betroffenen riesige Mengen, vorzugsweise süße und fettreiche Speisen. Durch Erbrechen oder Abführmittel versuchen sie anschließend, die aufgenommene Nahrung wieder loszuwerden, um eine Gewichtszunahme zu vermeiden.

Neben erblichen Einflüssen und Persönlichkeitszügen, die die Entstehung der Erkrankung fördern können, steht bei den Ursachen der Bulimie das übertriebene Schlankheitsideal in westlichen Gesellschaften im Vordergrund. Insbesondere von Frauen wird erwartet, dass sie dem in den Medien verbreiteten Bild der idealen Figur entsprechen. Dieses liegt deutlich unter dem Normalgewicht. Vor dem Hintergrund dieses gesellschaftlichen Drucks geraten vor allem solche Personen in eine Bulimie, die aufgrund familiärer Bedingungen oder negativer Erfahrungen ein hohes Risiko haben.

Eine neue Form der Essstörung ist die sogenannte Orthorexia nervosa oder Orthorexie. Der Begriff stammt aus dem Griechischen und bedeutet so viel wie «vom gesunden Essen besessen sein». Diese Störung des Essverhaltens entsteht bei Menschen, die ihre Essgewohnheiten umstellen, weil sie sich wegen einer Krankheit oder aufgrund von Lebensmittelskandalen gesünder ernähren möchten. Die Betroffenen schränken dabei das, was sie für «gesundes Essen» halten, immer weiter ein und entwickeln einen Zwang, sich an die selbst auferlegten Diätregeln zu halten.

Übrigens: Wer sein Leben nicht ändert, dem kann nicht geholfen werden.

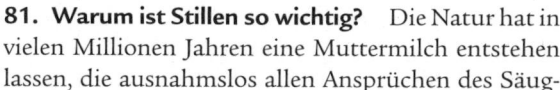

Ernährung in bestimmten Lebensphasen

81. Warum ist Stillen so wichtig? Die Natur hat in vielen Millionen Jahren eine Muttermilch entstehen lassen, die ausnahmslos allen Ansprüchen des Säuglings gerecht wird. Sämtliche für den Nachwuchs notwendige Hauptnährstoffe (Protein, Fettsäuren, Kohlenhydrate), Vitamine, Mengen- und Spurenelemente liegen in optimaler Form und Konzentration vor. Muttermilch ist stets vorhanden, genau in der richtigen Temperatur, genau in der richtigen Konsistenz. Sie ist frisch, hygienisch einwandfrei, ohne Nährstoffverluste produziert und sogar kostenlos. Muttermilch stillt sowohl den Hunger als auch den Durst des Säuglings, sie ist leicht verdaulich und verträglich. Über die Nährstoffversorgung hinaus werden durch das Stillen der Mutter-Kind-Kontakt und die Entwicklung des Kindes gefördert.

Aufgrund ihrer besonderen Zusammensetzung dient Muttermilch nicht nur als Nährstoffquelle, sondern auch der Prävention von Krankheiten. Außer den Nährstoffen finden sich weitere besondere Stoffe in der Muttermilch, die sich durch industriell hergestellte Säuglingsnahrung nicht ersetzen lassen. So wird die *Kolostralmilch* in den ersten Tagen nach der Geburt gebildet. Sie enthält als zelluläre Bestandteile eine Reihe von Schutzfaktoren, die das Neugeborene vor allem vor Infektionen schützen.

- *Immunglobuline* verhindern eine Ansiedlung schädlicher Keime im Magen-Darm-Trakt und sind in der Lage, bakterielle Giftstoffe (Enterotoxine) zu binden und unwirksam zu machen.
- *Lactoferrin* und *Lysozym* unterstützen die Immunglobuline, indem sie das Wachstum pathogener Bakterien unterbinden.
- *Makrophagen* (Fresszellen) eliminieren schädliche Mikroorganismen.
- *Oligosaccharide* in der Muttermilch wirken probiotisch, da sie als Substrat für eine gesunde Darmflora dienen (→ Frage 28). Sie werden von Bifidusbakterien zu Milch- und Essigsäure abgebaut, die pathogene Bakterien abwehren.

Stillende haben einen erhöhten Bedarf an Nahrungsenergie, Vitaminen und Mineralstoffen. Sie sollten daher auf eine sehr *nährstoffdichte* Ernährung achten, das heißt auf eine Ernährung, die bezogen auf den Energiegehalt reich an Vitaminen, Mineralstoffen und Spurenelementen ist. Außerdem sollten während der Stillzeit keine radikalen Diäten durchgeführt werden, da möglicherweise vorhandene Giftstoffe aus dem Fettgewebe der Mutter in den Kreislauf des Neugeborenen geraten können. Auf Genussgifte aller Art sollten Schwangere und Stillende zum Wohle des Kindes verzichten (→ Frage 84).

82. Warum sind Kinderprodukte oft nicht sinnvoll für Kinder?

Heute wird eine Vielzahl von Lebensmitteln angeboten, die speziell für Kinder entwickelt wurden. Da es diese Angebote vor einigen Jahrzehnten noch nicht gab und Kinder trotzdem gesund herangewachsen sind, stellt sich die Frage nach der Notwendigkeit dieser Produkte.

Nach Vollendung des ersten Lebensjahres sind Kinder physiologisch so weit entwickelt, dass sie ihre Mahlzeiten gemeinsam im Kreis der Familie einnehmen können. Daher sind Kinderlebensmittel, die häufig damit beworben werden, speziell auf die Nährstoffbedürfnisse der Kinder ausgerichtet zu sein, ernährungsphysiologisch überflüssig. Alle essenziellen Nährstoffe können in ausreichender Menge aus selbst hergestellten Mahlzeiten aufgenommen werden. Dennoch hat sich die Anzahl an Kinderlebensmitteln in den letzten Jahren vervielfacht. Offensichtlich werden diese Produkte von den Eltern und Großeltern gekauft, sei es aus Unwissenheit, Zeitgründen, aufgrund fehlender Kochkenntnisse oder schlichtweg aus Bequemlichkeit. Auch der Druck der Kinder spielt eine Rolle.

Aber Kinderlebensmittel sind aus mehreren Gründen in die Kritik geraten:

Der *Energiegehalt* von Kinderlebensmitteln liegt oftmals weit über dem herkömmlicher Speisen. Fast alle Kinderlebensmittel enthalten verschiedene Zuckerzusätze und schmecken sehr süß. So kann durch den Konsum von nur einer Portion eines zuckerhaltigen Getränks bereits die tägliche Gesamtmenge an *erlaubtem* Zucker aufgenommen werden. In Cerealien wie Cornflakes, Schokopops und Ähnlichem sind bis zu 80 % der Energie in Form von Zucker enthalten. Auch der Fettgehalt ist teilweise erheblich. Mit einer Portion Kindermilchmischgetränk kann die tägliche Fettzufuhr bereits zu einem Drittel gedeckt sein.

Rund 40 % aller angebotenen Kinderlebensmittel sind zudem scheinbar wahllos mit Vitaminen und Mineralstoffen angereichert. Häufig verzehrte Getreideprodukte wie beispielsweise Frühstückscerealien enthalten sogar zu 95 % solche Zusätze. Bei Kindern, die täglich angereicherte Produkte aus unterschiedlichen Lebensmittel-gruppen (Süßwaren, Gebäck, Fertigprodukte, Getreideprodukte, Milchprodukte, Getränke) verzehren, können die zulässigen Auf-nahmemengen an Vitaminen und Mineralstoffen teilweise um ein Mehrfaches überschritten werden, im Extremfall bis zum Sieben-fachen des Bedarfs. Das kann ein echtes Risiko für die Gesundheit sein.

Lebensmittelzusatzstoffe finden sich in fast allen Kinderlebensmit-teln. In über 80 % der Produkte sind Aromastoffe vorhanden. Diese sind bedenklich, weil sie schon frühzeitig den Geschmack von Kindern in Richtung industrieller Einheitsgeschmack prägen können. In über 70 % der Kinderlebensmittel finden sich Zusatzstoffe, deren Gesund-heitswert im Hinblick auf das Zusammenwirken verschiedener Substanzen ungeklärt ist.

Schließlich sind Kinderlebensmittel in der Regel teuer, im Nähr-wert oft nicht ausgewogen und daher schlicht überflüssig. Kinder können und sollten für frische Mahlzeiten begeistert werden.

83. Wie sieht eine bedarfsgerechte Ernährung für Teenager aus?

Die Ziele einer bedarfsgerechten Ernährung im Jugendalter bestehen in erster Linie darin, Energie- und Nährstoffzufuhr für Wachstum und Entwicklung sicherzustellen, Mangelzustände zu vermeiden sowie ernährungsbedingten Erkrankungen vorzubeugen.

Das Ernährungsverhalten von Teenagern unterliegt vielfältigen Einflüssen. So fehlt in vielen Familien aufgrund der Berufstätigkeit beider Elternteile die Strukturierung des Alltags durch regelmäßige Familienmahlzeiten. An deren Stelle tritt ein beliebiges Essverhalten, welches durch häufige Zwischenmahlzeiten und Außer-Hausver-pflegung gekennzeichnet ist. Mit den fehlenden Familienmahlzeiten geht oft mangelnde Ernährungskompetenz einher. Jugendliche ori-entieren sich zudem häufig an falschen Körperidealen, sodass sich oftmals Schwierigkeiten bei der Umsetzung einer bedarfsgerechten Ernährung ergeben.

Diese Entwicklung hat sowohl zu einer Unter- als auch zu einer Überversorgung an Nahrungsenergie und Nährstoffen und infolge-dessen zu einer Anhäufung von Über- oder Untergewicht bei Heran-wachsenden geführt. Fast 20 % der Jugendlichen im Alter von 14 bis 17 Jahren sind übergewichtig, 8 % sind fettsüchtig. Etwa 80 % der Jugendlichen mit Übergewicht sind auch als Erwachsene zu dick und haben ein entsprechend hohes Risiko für Diabetes mellitus Typ 2,

Herz-Kreislauf-Erkrankungen und orthopädische Schädigungen. Jeder vierte Jugendliche im Alter von 13 bis 16 Jahren weist aufgrund der Unzufriedenheit mit dem eigenen Körper ein gezügeltes Essverhalten auf (Kalorienrestriktion). Daraus kann sich eine Magersucht entwickeln, die im Extremfall zum Tode führen kann (→ Frage 80).

Der *Energiebedarf* eines jungen Menschen steigt nach dem ersten Lebensjahrzehnt stark an. Ein Kind im Alter von 7 bis 9 Jahren benötigt etwa 1800 kcal an Nahrungsenergie, ein 15-jähriger Teenager bereits über 40 % mehr. Mit dem zusätzlichen Energiebedarf steigt der *Nährstoffbedarf*. Da die Relationen von Energie- und Nährstoffbedarf gleich bleiben, ergeben sich bezüglich der Lebensmittelempfehlungen nur quantitative Änderungen.

Der Bedarf wird optimal durch reichlich *nährstoffdichte* pflanzliche Lebensmittel wie Gemüse, Obst, Vollkornprodukte, Hülsenfrüchte und Nüsse sowie durch mäßige Mengen an tierischen Lebensmitteln wie Milchprodukte, Fisch, Eier und Fleisch gedeckt. Von Jugendlichen gerne verzehrte Produkte wie Snacks, Süßigkeiten oder Fastfood sollten eher Ausnahmen bleiben.

Grundsätzlich können Jugendliche die Zufuhrempfehlungen auch mit *alternativen Ernährungsformen* decken – wie einer gut zusammengestellten ovo-lakto-vegetarischen Ernährung, die vor allem von weiblichen Teenagern gerne angenommen wird. Bei extremen Ernährungsformen, wie etwa ausschließlich Rohkost, ist der Mehrbedarf für das Wachstum nur schwer zu decken.

Merke: Wer alt werden will, muss früh damit anfangen.

84. Wie sollten sich Schwangere und Stillende ernähren? Schwangere und Stillende müssen durch ihre Ernährung nicht nur den eigenen Nährstoffbedarf decken, sondern auch den ihres Nachwuchses. Deshalb werden an die Ernährung dieser Frauen in den verschiedenen Phasen von Schwangerschaft und Stillzeit bestimmte Anforderungen gestellt.

Im Verlauf der *Schwangerschaft* nehmen der Energiebedarf und besonders der Nährstoffbedarf zu. Die Empfehlung, dass «Schwangere für zwei essen sollen», ist abhängig von der Phase der Schwangerschaft und bezieht sich überwiegend auf die Zufuhr von Vitaminen und Mineralstoffen. «Das Richtige für zwei essen» sollte besonders im Sinne von doppelter Verantwortung verstanden werden.

Im ersten Drittel der Schwangerschaft (Trimenon) ist der Nahrungs-energiebedarf unverändert, steigt aber im zweiten und vor allem dritten Trimenon stark an. Für die Energiezufuhr eignen sich komplexe Kohlenhydrate (50–60 % der Energie) möglichst aus Gemüse, Vollkornprodukten, Obst, Kartoffeln und Hülsenfrüchten sowie ausreichende Mengen an ausgesuchten Fetten (etwa 30 % der Energie). Für die Entwicklung von Nervensystem, Gehirn und Sehvermögen des Kindes ist die Zufuhr von *ungesättigten Fettsäuren* besonders bedeutsam. Diese finden sich in pflanzlichen Ölen und Nüssen. Die besonders wichtigen Omega-3-Fettsäuren sind reichlich in Fisch enthalten. Für den Aufbau des neuen Lebens benötigt die Schwangere etwa 1 g Protein/kg Körpergewicht pro Tag. Diese Menge wird wegen der generell reichlichen Proteinzufuhr im Durchschnitt überschritten, Schwangere sollten aber darauf achten.

Der Bedarf an den *Vitaminen* A, D, B_1, B_6 und Folat ist ab dem zweiten Trimenon stark erhöht. Eine unzureichende Zufuhr von Folat geht mit fetalen Schädigungen wie Wachstumsverzögerungen, Veränderungen des Knochenmarks und neurologischen Anomalien einher. Da ein Neuralrohrdefekt (offener Rücken, Hirnschädigung) durch einen Folatmangel bereits im ersten Schwangerschaftsmonat erfolgt, wird Frauen mit Kinderwunsch generell die Supplementierung von Folat angeraten.

Bei *Mineralstoffen* besteht ein Mehrbedarf vor allem an Eisen, Jod, Zink und Phosphor. Der doppelt so hoch liegende Eisenbedarf lässt sich durch den Verzehr eisenreicher Lebensmittel wie Fleisch, Vollkornprodukte oder Hülsenfrüchte erhöhen. Auch durch das Meiden von schwarzem Tee (hemmt die Aufnahme von Eisen) und den Verzehr Vitamin C reicher Lebensmittel oder Getränke (erhöht die Aufnahme von Eisen) zu den Mahlzeiten wird die Eisenresorption verbessert. Da Eisenpräparate mit einem erhöhten Infektionsrisiko einhergehen können, sollte die Supplementierung nur nach ärztlicher Rücksprache erfolgen. Bei einem eingeschränkten Konsum von Milchprodukten sollte möglicherweise auch Calcium supplementiert werden. Die Einnahme von Medikamenten kann den Nährstoffbedarf zusätzlich erhöhen.

In der *Stillzeit* steigt der Energie- und Nährstoffbedarf deutlich an. Zur Bildung der Muttermilch ist die zusätzliche Aufnahme von etwa 650 kcal/Tag in den ersten 4 Monaten für voll stillende Mütter erforderlich, bei partiell Stillenden sind es etwa 300 kcal. Die Empfehlung für die tägliche Zufuhr von 1,1 g Protein/kg Körpergewicht wird meist ohnehin erreicht. Der Mehrbedarf wird in der Regel durch die höhere Nahrungsmenge abgedeckt. Da die Versorgung mit Folat und speziell bei Veganerinnen mit Vitamin B_{12} – ähnlich wie in der Schwangerschaft – als sehr kritisch gilt, sollte eine Supplementierung erwogen werden. Der Jodbedarf lässt sich aus herkömmlicher Ernährung nur unzureichend decken, auch bei (sparsamer!) Verwendung von jodiertem Salz werden die Empfehlungen meistens nicht erreicht. Eine reichliche *Flüssigkeitszufuhr* mit Wasser, Fruchtsaftschorlen oder Kräuter- und Früchtetee ist besonders wichtig.

Während Schwangerschaft und Stillzeit sollte der Konsum von Genussgiften und insbesondere von Nikotin und Alkohol völlig gemieden werden. Koffeinhaltige Getränke wie Kaffee oder schwarzer Tee sind auf ein Minimum zu beschränken (insgesamt höchstens drei Tassen täglich).

85. Warum sollten Senioren anders essen als jüngere Menschen?

In der wissenschaftlichen Literatur gibt es keine verbindliche Definition für den Begriff Senioren oder Alter. Ältere Menschen stellen keine homogene Gruppe dar, denn der Prozess des Alterns verläuft individuell recht unterschiedlich. Altern ist ein chronologischer, biologischer und psychologischer Prozess. Dabei gibt es ältere, alte, hochbetagte und langlebige Menschen. Hier sind mit Senioren eher die älteren Alten, also alte Senioren gemeint, das heißt die Gruppe der über 75-Jährigen.

Der Stoffwechsel im Seniorenalter unterscheidet sich teilweise von demjenigen anderer Altersstufen. Eingeschränkte Körperfunktionen, vorliegende Erkrankungen, erhöhter Medikamentenkonsum sowie das soziokulturelle Umfeld sind wesentliche Bestimmungsfaktoren für den Ernährungsstatus von Senioren. Vor allem in Altenheimen lebende Senioren sind häufig von Mangel- und Fehlernährung betroffen.

Nährstoffzufuhr und *Nährstoffbedarf* stehen im Alter häufig nicht in Einklang, weil einerseits der Energiebedarf nachlässt, aber der Nährstoffbedarf bestehen bleibt. Der Geschmacks- und Geruchssinn lassen nach, der Appetit, die Kau- und Schluckfähigkeit können reduziert sein. Bei einigen Nährstoffen ist die Resorptionsfähigkeit des Körpers infolge einer altersbedingten geringeren Bildung von Magensäure, Verdauungsenzymen oder bestimmten Resorption fördernden

Faktoren eingeschränkt (z. B. der Intrinsic Factor zur Resorption von Vitamin B_{12}).

Darüber hinaus findet in bestimmten Körperkompartimenten ein kontinuierlicher Abbau an Substanz statt. Eingeschränkte körperliche Aktivität und eine zu geringe Sonnenexposition (Vitamin D) können zu einem zunehmenden Knochenabbau führen. Für die Vitamine B_6, B_{12} und D sowie Calcium ist der Bedarf daher höher. Wenn zu wenig Nahrung aufgenommen wird, gelten zudem die Vitamine B_1, B_2, C, Niacin und Folat sowie die Mineralstoffe Eisen, Jod, Zink, Magnesium und Selen als Risikonährstoffe für alte Menschen.

Die Lücke zwischen Bedarf und Zufuhr ist durch eine planvolle Auswahl an *nährstoffdichten Lebensmitteln* und im Bedarfsfall auch durch eine zielgerichtete *Supplementation* zu schließen. Es bedarf einer gut geplanten Strategie, um bei einem verringerten Energiebedarf mit weniger Lebensmitteln ausreichend Nährstoffe aufzunehmen.

Zur Deckung der kritischen Nährstoffe sollte eine entsprechend ausgewogene Auswahl nährstoffdichter Lebensmittel getroffen werden. Für Protein sind es Milchprodukte, mageres Fleisch und Hülsenfrüchte; für Vitamin B_6: Fleisch, Fisch, Nüsse und Vollkornprodukte; für Vitamin B_{12}: alle tierischen Lebensmittel; für Vitamin C: Obst, Gemüse und Kräuter; für Vitamin D: fetter Seefisch, Eigelb und Pilze; für Folat: Blattgemüse, Obst und Vollkornprodukte; für Calcium: Milchprodukte, grünes Gemüse und Mineralwasser.

Alte Senioren sollten aufgrund einer im Alter häufig nachlassenden Zuckertoleranz Lebensmittel mit einem niedrigen glykämischen Index bevorzugen, wie er in Vollkornprodukten, Gemüse, Obst und Hülsenfrüchten gegeben ist. Das sind Lebensmittel, die den Blutzucker nur langsam ansteigen lassen. Gleichzeitig ist der Konsum an isolierten Kohlenhydraten wie Zucker oder Auszugsmehlprodukte zu reduzieren. Eine erhöhte Ballaststoffaufnahme wirkt im Alter häufig auftretenden Symptomen wie Verstopfung, aber auch Typ-2-Diabetes, Herzkreislauf-Erkrankungen usw. entgegen.

Es hat sich gezeigt, dass die gezielte Supplementierung von physiologisch dosierten Vitaminen und Mineralstoffen die Abwehrkräfte und die kognitiven Fähigkeiten von alten Senioren verbessern kann. Eine übliche mangelhafte Nährstoffversorgung machen vor allem Vitamin D, B_{12}, Folat und Jod zu wichtigen Bestandteilen einer seniorengerechten Supplementierung.

Das *Durstempfinden* lässt im Alter nach, was die natürliche Regulation einschränkt. Symptome einer zu geringen Flüssigkeitsaufnahme (Dehydrierung) sind neben einer schlaffen Haut eine allgemeine Schwäche, Schwindel und Verwirrtheit. Eine ausreichende Flüssigkeitszufuhr durch Wasser, Tee oder verdünnte Säfte ist daher von entscheidender Bedeutung.

Übrigens: Alt werden ist die einzige Chance, lange zu leben.

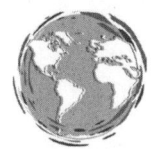

Global denken, lokal handeln

86. Warum gibt es über eine Milliarde Hungernde auf der Erde? Die Tatsache, dass die Anzahl der hungernden Menschen in den letzten Jahren trotz vielerlei Gipfeltreffen, hochgesteckter Resolutionen, internationaler Verpflichtungen, beachtlicher Nahrungsmittelhilfen – aber nur bescheidenen Entwicklungshilfegeldern – weiterhin zugenommen hat, ist ein Armutszeugnis für die Menschheit. Experten haben errechnet, dass sich mit einem Zehntel der globalen Militärausgaben der Hunger beseitigen ließe.

Eine der wichtigsten Ursachen für den Hunger in armen Ländern besteht in der fehlenden Bereitstellung von Nahrung für die lokale Bevölkerung. Investitionen in die ländliche Entwicklung erfolgen primär für den Anbau von Futtermitteln für den Weltmarkt, die für die Tiermast in den Industriestaaten benötigt werden. Neuerdings setzen die Industrienationen auch auf die Produktion von Biotreibstoffen. Diese Prioritäten bestimmen internationale Investoren zusammen mit den Regierungen der entsprechenden Länder. Das Argument, dass auf diesem Wege notwendige Devisen beschafft werden, kann man nur akzeptieren, wenn diese Finanzmittel als Hilfe zur Selbsthilfe für die lokale Bevölkerung eingesetzt werden.

Ein weiteres Problem in einigen dieser Länder sind die weitverbreitete und geduldete *Korruption* sowie die Vetternwirtschaft. Mittel der Entwicklungshilfe und Devisen werden im großen Stil für private Belange ver(sch)wendet; Bestechungsgelder von internationalen Unternehmen sind keine Ausnahmen. Dadurch werden die Maßnahmen zur Nahrungssicherheit für die lokale Bevölkerung unterlaufen, denn die Armen haben keine Lobby.

Die Menschen in Entwicklungsländern haben kaum Zugang zu den teilweise beträchtlichen natürlichen Ressourcen des Landes. Diese werden vielmehr von internationalen Konzernen ausgeschöpft. Die Konzerne und die Führungsschichten verfolgen ihre Interessen mit wenig Rücksicht auf die dort lebenden Menschen, die ebenfalls nur einen sehr begrenzten Zugang zu Krediten, Gesundheitsdiensten und Bildungseinrichtungen haben.

Die Kleinbauern in armen Ländern sind zudem durch Importe von Nahrungsmitteln aus unseren landwirtschaftlichen Überschüssen in ihrer Existenz bedroht. Sie können ihre Produkte auf den lokalen

Märkten nicht zu Preisen verkaufen, die ein anständiges Leben zulassen. Die teilweise stark subventionierten Nahrungsmittel aus den reichen Ländern werden zu niedrigsten Preisen angeboten, mit denen die lokalen Anbieter nicht konkurrieren können.

Entwicklungsprojekte, die mit Mitteln der Entwicklungshilfe erfolgreich etabliert wurden, wie die Milchwirtschaft, werden durch den Import von stark subventioniertem Milchpulver aus der EU zum Scheitern gebracht. So entsteht ein dreifacher Schaden: nämlich für den Steuerzahler, der erstens die Entwicklungshilfe und zweitens die Subventionen bezahlt, und drittens für die betroffenen Länder, die Vorleistungen erbracht und Infrastruktur zur Verfügung gestellt haben. Sinnvolle Projekte benötigen eine längere Zeit, um sich selbst zu finanzieren. Sie dürfen nicht den harten Gesetzen der globalen Marktwirtschaft ausgeliefert werden, sondern sollten internationalen Schutz genießen.

Die Industrialisierung der Landwirtschaft nach westlichem Vorbild ist nicht für alle Regionen und Kulturen die beste Alternative. Im Gegenteil: Eine nachhaltige Wirtschaftsweise lässt sich in bestimmten Situationen besser ohne grüne Revolution und gentechnisch verändertes Saatgut erreichen. So sind die Erträge aus der ökologischen Landwirtschaft in den armen Ländern teilweise höher als die aus konventioneller Landwirtschaft. Zudem werden die Kleinbauern auf diese Weise auch nicht abhängig von multinationalen Konzernen, die das patentierte Saatgut und auch Dünge- und Pflanzenschutzmittel kontrollieren. Durch diese Hilfsmittel lassen sich zwar die Erträge erhöhen, aber die Ausgaben dafür übersteigen meist die Möglichkeiten der Bauern. Die Folgen sind bekannt: Die Bauern verschulden sich, verlassen ihr Land und wandern in die Slums der Großstädte.

Die Ungleichheit in der Verteilung und im Zugang zu Nahrungsmitteln ist kein Naturgesetz, sondern ein Zustand, der sich wohl ungeplant ergeben hat, aber geduldet wird. Um diese Situation zu ändern, sind die wohlhabenden Länder und ihre Wirtschaftsunternehmen gefordert, ihre weltweiten Aktivitäten zu überprüfen und nach ethisch vertretbaren Gesichtspunkten zu verändern – zum Wohle der hungernden Menschen.

Übrigens: Um die Welt zu verbessern, muss man bei sich selbst anfangen.

87. Wann wird Nahrungsmittelhilfe eingesetzt und wem hilft sie?

Nahrungsmittelhilfe ist eine wichtige humanitäre Maßnahme in Notsituationen, um Menschen vor dem Hungertod zu retten. Die Hilfe besteht aus der Lieferung von Nahrungsmitteln in Krisengebiete, die von großen Zerstörungen durch Erdbeben, Überflutungen, Stürmen und anderen Naturkatastrophen oder durch kriegerische Auseinandersetzungen betroffen sind. Diese Katastrophenhilfe spielt inzwischen die größte und wichtigste Rolle bei Nahrungsmittellieferungen und sollte ohne Bedingungen geleistet werden.

Früher wurden Nahrungsmittelüberschüsse überwiegend aus Industrieländern exportiert, heute dagegen werden die benötigten Nahrungsmittel so weit wie möglich auf lokalen Märkten in den Nachbarländern der Bedarfsregion gekauft. Damit sind zwei Vorteile verbunden: Erstens wird die regionale Wirtschaft gestärkt, und zweitens stehen dann Grundnahrungsmittel zur Verfügung, die den Ernährungsgewohnheiten der Menschen entsprechen. Wenn keine Rücksicht auf die Ernährungsgewohnheiten des Empfängerlandes genommen wird, kommt es zu Veränderungen der Konsumgewohnheiten, und es wächst die Vorliebe für Nahrungsmittel der Industrieländer. Für den Anbau lokaler Nahrung ist das ein großer Nachteil. Auf diese Weise wurde Südkorea ein Land der Weizenesser, weil die USA über viele Jahre Weizen aus ihren Überschüssen sehr preiswert geliefert haben. Ägypten, das weiterhin dauerhaft auf Nahrungsmittelhilfe angewiesen ist, hat sich ebenfalls auf den Verzehr von Weizen umgestellt, weil die USA als Hauptlieferant diesen Weizen als Nahrungsmittelhilfe oder zu sehr günstigen Bedingungen zur Verfügung stellen.

Nahrungsmittelhilfe ist aber ein zweischneidiges Schwert, besonders wenn sie längerfristig geleistet wird. Denn dabei werden Lebensmittelüberschüsse aus der EU oder den USA in Regionen geliefert, die Ernteausfälle beispielsweise durch lange Dürren haben. So sinnvoll diese Hilfe auf den ersten Blick erscheint, hat sie jedoch auch negative Auswirkungen auf diese Länder. Denn es entsteht eine aussichtslose Konkurrenzsituation für die lokale Landwirtschaft, hervorgerufen durch einen meist drastischen Verfall der Marktpreise für heimische Produkte. Dadurch erfolgt ein Produktionsrückgang in der heimischen Landwirtschaft, mit dem Ergebnis, dass die Bauern nur noch für den eigenen Bedarf anbauen oder ihre Arbeit ganz einstellen. Außerdem führt dieses Vorgehen zur Verhinderung notwendiger Strukturreformen sowie zu einer erhöhten Auslandsabhängigkeit.

Es gibt eine ganze Reihe von weiteren Problemen, die mit der Nahrungsmittelhilfe im Zusammenhang stehen. So hat beispielsweise Sambia gentechnisch veränderten Mais abgelehnt, der als Nahrungsmittelhilfe aus den USA geliefert wurde. Nahrungsmittelhilfslieferungen sind auch schon zum Zwecke der Devisenbeschaffung an andere Länder weiterverkauft worden, weil angeblich Mittel für andere Zwecke dringender benötigt wurden.

Außerdem hat Nahrungsmittelhilfe schon immer als politisches Machtinstrument gedient. Aus strategischen Gründen werden nur Länder beliefert, die den Geberländern politisch angepasst sind oder angepasst werden können. Dieser Machtmissbrauch wird auch innerhalb von Ländern praktiziert, indem nur die dem Regime politisch angenehmen Gruppen bedacht werden. Deshalb muss sichergestellt werden, dass die wirklich Bedürftigen die Nahrungsmittel erhalten. Dies kann beispielsweise durch Schulspeisungen oder Programme geschehen, die geleistete Arbeit in Form von Nahrung entgelten. Insgesamt sollte Nahrungsmittelhilfe nur kurzfristig in echten Katastrophensituationen geleistet werden, und sie muss darauf abzielen, dass die Agrarproduktion des Empfängerlandes nicht geschwächt, sondern eher gestärkt wird. Nur dann hilft sie den Hungernden wirklich.

Merke: Dem Nächsten muss man helfen: Es kann uns allen Gleiches ja begegnen. *(Friedrich Schiller)*

88. Was sind fair gehandelte Produkte? Eine Möglichkeit für Verbraucher, Produzenten in Entwicklungsländern zu unterstützen, ist der Kauf von Lebensmitteln aus Fairem Handel. Der Faire Handel ist eine Handelspartnerschaft, die eine nachhaltige Entwicklung für benachteiligte Produzenten anstrebt, indem durch Bewusstseinsbildung und Kampagnen bessere Handelsbedingungen gewährleistet werden. Die Ziele des Fairen Handels sind unter anderem:

- die Anhebung der Einkommen und des Wohlergehens der Produzenten durch Verbesserung des Marktzugangs, Stärkung der Produzentenorganisationen, Zahlung höherer Preise und Gewährung von Kontinuität in der Handelsbeziehung;
- die Förderung der Entwicklungsmöglichkeiten für benachteiligte Produzenten, insbesondere Frauen und Ureinwohner, sowie Schutz von Kindern vor Ausbeutung im Produktionsprozess;

- die Stärkung des Bewusstseins bei den Konsumenten über die negativen Auswirkungen des internationalen Handels, sodass sie von ihrer Kaufkraft positiv Gebrauch machen können;
- das Vorleben eines Beispiels für Partnerschaft im Handel mit Hilfe von Dialog, Transparenz und Respekt;
- die Durchführung von Kampagnen zur Veränderung der Regeln und Praktiken des konventionellen internationalen Handels und
- der Schutz der Menschenrechte durch die Förderung sozialer Gerechtigkeit, umweltverträglichen Verhaltens und wirtschaftlicher Sicherheit.

Wenn auch der Anteil des Fairen Handels am Weltmarkt derzeit nur 1–2 % beträgt, hat sich mittlerweile in Europa ein kleiner, aber stabiler Markt für fair gehandelte Produkte entwickelt, besonders für Lebensmittel. Einzelne Produkte erreichen auch einen höheren Marktanteil, so liegen fair gehandelte Bananen in der Schweiz bei 15 %. In den letzten Jahren ist der Markt mit fair gehandelten Produkten stetig angestiegen. In Deutschland besitzt er ein Marktvolumen von einigen 100 Mio. Euro.

Fair gehandelte Lebensmittel können in Deutschland in über 800 (Eine-)Welt-Läden, Fair-Handelshäusern, Naturkostläden, teilweise in Reformhäusern und mittlerweile auch in konventionellen Supermarktketten gekauft werden. Die Angebotspalette hat in den letzten Jahren kontinuierlich zugenommen. So werden heute unter anderem Kaffee, Tee, Kakao, Bananen, Schokolade, Zucker, Wein, Honig, Fruchtsäfte, Nüsse, Gewürze, Reis und andere Getreide in fair gehandelter Qualität angeboten. Der Naturkostfachhandel bietet vermehrt Produkte aus Entwicklungsländern an, die fair gehandelt *und* ökologisch erzeugt sind. In vielen Supermärkten sind einzelne Lebensmittel – oft nur Kaffee – fair gehandelt verfügbar.

Der bekannteste Aspekt des Fairen Handels ist der «faire Preis». Er ist keine festgelegte Größe, sondern Ergebnis eines Diskussionsprozesses. Der Preis soll die Produktionskosten einschließlich Sozial- und Umweltkosten decken, den Produzenten ein menschenwürdiges Leben ermöglichen und Investitionen in die Zukunft eröffnen. Er wird von den Importorganisationen in Zusammenarbeit mit den Produzenten vor Ort kalkuliert. Bei Rohstoffen wie Roh-Kaffee und Kakaobohnen wird ein bestimmter Aufschlag auf den Weltmarktpreis gezahlt. Unabhängig von den großen Marktschwankungen bei

Rohstoffen wird ein Mindestpreis vereinbart. Die Preisstabilität ermöglicht den Produzenten eine größere Planungssicherheit für seinen Betrieb.

Die Umsetzung der vielen Aspekte des Fairen Handels sind nicht nur vom Verhalten einzelner Personen abhängig, vielmehr erfordern sie Veränderungen auf unterschiedlichen Ebenen unserer Gesellschaft. Seine Anliegen entsprechen der fast gleich lautenden Forderung aller Weltreligionen, allen Menschen gegenüber gerecht zu sein.

Merke: Wir müssen anders leben, damit andere leben können. *(Albert Einstein)*

89. Wie wirkt sich unser Konsumverhalten auf arme Menschen aus?

Das Konsumverhalten in westlich orientierten Gesellschaften hat einen erheblichen Einfluss auf die Lebensbedingungen armer Menschen in vielen Regionen der Erde. Einer der stärksten Einflüsse ist die Ernährung. In bestimmten Bereichen ist der Lebensmittelmarkt seit Jahrhunderten globalisiert, denn schon lange trinken wir Kaffee, Tee und Kakao aus tropischen Ländern, in vielen Fällen aus ehemaligen Kolonien europäischer Staaten. Das Gleiche gilt für Gewürze, Ölpflanzen und tropische Früchte. Die Auswirkungen dieser Entwicklung auf die Lebensbedingungen der Menschen in diesen Ländern waren teilweise katastrophal und wurden lange Zeit kaum beachtet.

Inzwischen leben wir in einer zunehmend globalisierten Welt, in der Lebensmittel im großen Maßstab im- und exportiert werden. Dabei besteht eine ökonomische Benachteiligung von Entwicklungsländern durch den derzeitigen Welthandel, mit der Konsequenz großer Armut. Denn Subventionen, Zölle, Beihilfen und andere protektionistische Maßnahmen der dominierenden Industriestaaten sind weit verbreitet.

Auch aus ökologischer Sicht und besonders hinsichtlich des Klimawandels zeigt der weltweite Handel eine bedenkliche Entwicklung. Einer der wichtigsten Einflüsse erfolgt durch unseren hohen Fleischkonsum. Denn dieser wird auch dadurch möglich, dass große Mengen an Futtermitteln importiert werden, die den Tiermastbetrieb erst rentabel machen. Diese Futtermittel wie Sojabohnen und Cassava werden auf Ländereien angebaut, die teilweise von Landlosen bewirtschaftet wurden. Nach meist brutaler Vertreibung besteht deren einzige Überlebenschance mit ihren Familien in den menschenunwürdigen Slums der Großstädte. Außerdem werden für den Futtermittelanbau Urwälder abgeholzt; die Folgen für das Klima bekommen alle Menschen zu spüren.

Ein weiteres Beispiel für unseren Einfluss besteht beim weltweiten Fischfang. Ein Dutzend Länder plündert die Weltmeere inklusive der Küstengebiete von armen Ländern aus. China allein fängt so viele Fische wie die nächsten zehn größten Fischfangnationen zusammen. Die Küstenfischer haben keine Chance gegen die modernen Fangschiffe. Menschen, die sich traditionell von Fisch ernähren oder vom Fischfang leben, haben dadurch ihre traditionelle Kost und ihre Arbeit verloren.

Die Löhne sind weltweit extrem unterschiedlich ebenso wie die Lebenshaltungskosten und die Preise für Güter und Dienstleistungen. Menschen in Entwicklungsländern erhalten bei gleichem Zeiteinsatz nur einen Bruchteil dessen, was in den Industrieländern gezahlt wird. Diese Tatsache ist schon seit Beginn des Kolonialismus ein charakteristisches Merkmal der sogenannten internationalen Arbeitsteilung und trägt teilweise eher Zeichen von Ausbeutung als von Kooperation. Dies wirkt sich für die meisten Menschen in den Ländern des Südens ökonomisch, sozial, ökologisch und gesundheitlich sehr ungünstig aus.

Die harte Wirklichkeit ist, dass viele Regelungen zu geistigem Eigentum, Investitionen und Dienstleistungen die Interessen der reichen Länder schützen, während sie gleichzeitig den Entwicklungsländern ungeheure Kosten aufbürden. Damit ist ihnen auch die Chance genommen, der Armut zu entfliehen.

Anhand der wenigen Beispiele zeigt sich, dass unser Konsumverhalten und das derzeitige Weltwirtschaftssystem einen deutlich negativen Einfluss auf arme Menschen und arme Länder ausüben. Ändern ließe sich dies durch faire internationale Vereinbarungen und durch ein entsprechendes Konsumverhalten, wie weniger Mastfleischverzehr, Einkauf von fairen Produkten sowie einen unweltfreundlichen Lebensstil.

Merke: Wer etwas tun will, findet immer einen Weg. Wer nichts tun will, findet immer einen Ausweg.

90. Welche globalen Vorteile bietet die ökologische Landwirtschaft? Die heute vorherrschende konventionelle Landwirtschaft führt in verschiedener Weise zu Problemen für die gesamte Umwelt. Die Verwendung von Stickstoff, Phosphat und Pestiziden, die Bodenerosion, der Treibhauseffekt sowie der Verlust der biologischen Artenvielfalt belasten Böden, Gewässer und die Atmosphäre.

Das System der konventionellen Nahrungsmittelproduktion und Vermarktung sowie unsere heutigen Konsumgewohnheiten sind mit dem Leitbild einer nachhaltigen Entwicklung nicht vereinbar. Dieses trifft auch für die Nahrungsmittelindustrie, den Handel, Transport und Import von Nahrungsmitteln zu.

Für eine umfassende Abnahme der Umweltbelastung bietet die ökologische Landwirtschaft eine vernünftige Alternative. Die Grundidee des ökologischen Landbaus ist die ganzheitliche Betrachtung des landwirtschaftlichen Betriebes als Zusammenspiel von Bodenverhältnissen, Mikroorganismen, Pflanzen, Tieren und Menschen. Angestrebt wird ein möglichst geschlossener Nährstoffkreislauf.

Die wichtigsten Grundsätze der ökologischen Landwirtschaft sind:

- Erhaltung und Förderung der Bodenfruchtbarkeit mit organischem Düngematerial aus dem Betrieb,
- Auswahl standortangepasster Arten und Sorten,
- vielseitige Fruchtfolge,
- Erzeugung gesunder Pflanzen- und Tierbestände (artgerechte Tierhaltung),
- an die Betriebsfläche gebundener Nutztierbestand,
- Mindest-Stall- und Auslaufflächen,
- geringer Verbrauch nicht erneuerbarer Energien und Rohstoffe,
- Pflege und Erhaltung der Kulturlandschaft.

Im Öko-Landbau ist unter anderem die Verwendung folgender Hilfsmittel verboten:

- chemisch-synthetische Pestizide (Herbizide, Insektizide, Fungizide), mineralische Stickstoffdünger und sonstige leicht lösliche Mineraldünger;
- chemisch-synthetische Wachstumsregulatoren;
- Tierarzneimittel als Futterzusatzstoffe;

- gentechnisch veränderte Organismen (oder Teile davon oder Produkte daraus).

Das Umweltbundesamt bestätigt, dass der Ökologische Landbau dem Leitbild einer nachhaltigen Nahrungsmittelproduktion am ehesten entspricht, denn er setzt das Nachhaltigkeitsprinzip in der Landwirtschaft bereits seit Jahrzehnten um.

Mit jedem Kauf ökologischer Lebensmittel wird verhindert, dass Pestizide, Mineraldünger, Tierarzneimittel usw. angewendet werden und diese in die Umwelt gelangen. Weniger Schadstoffe in der Umwelt bedeuten wiederum weniger potenzielle Gifte in der Nahrung. Vielen Menschen reicht alleine dies als Grund aus, um den ökologischen Landbau durch den Kauf seiner Erzeugnisse zu unterstützen.

Nicht nur aus individuell motivierten gesundheitlichen oder geschmacklichen Gründen ist es sinnvoll, Erzeugnisse aus ökologischer Landwirtschaft zu essen – gleichzeitig wird mit dem Kauf der Produkte ein Beitrag zum Erhalt bzw. Aufbau einer umwelt-, wirtschafts- und sozialverträglichen Landwirtschaft geleistet, die sich unter anderem darum bemüht, die Artenvielfalt zu erhalten.

Wer neben dem Streben nach der eigenen Gesundheit gleichzeitig auch einen Beitrag zum Umweltschutz und zur Existenzsicherung der Landwirte leisten möchte, kann dies durch den Kauf von Erzeugnissen aus ökologischer Landwirtschaft erreichen – heutzutage eine gesellschaftliche Notwendigkeit.

Übrigens: Alle Visionen ohne Aktionen bleiben Illusionen.

Mythen – mehr Dichtung als Wahrheit

91. Spinat enthält besonders viel Eisen! Im Vergleich zu allen anderen Lebensmitteln enthält Spinat mit zwischen 3,5–4,2 mg Eisen/100 g Frischware relativ viel von diesem Mineralstoff. Nur einige Körnerfrüchte (Hafer, Amaranth, Hirse, Quinoa) liegen mit Werten von 6–9 sowie die Leber verschiedener Tierarten mit 6–22 teilweise deutlich höher. Das Gerücht, dass Spinat ganz besonders viel Eisen enthält, beruht auf einem Fehler, der Ende des 19. Jahrhunderts gemacht wurde.

Damals ermittelte der Arzt und Physiologe Gustav von Bunge den Eisengehalt von Spinat mit 35–42 mg/100g. Infolgedessen galt Spinat von allen Lebensmitteln als der beste Eisenlieferant überhaupt. Beim Übertragen seiner Ergebnisse wurde aber übersehen, dass Bunge nicht mit frischem, sondern mit getrocknetem Spinat gearbeitet hatte. Da frischer Spinat zu 90 % aus Wasser besteht, entsprechen 100 g Spinatpulver etwa 1 kg frischem Spinat. Der Mythos des hohen Eisengehalts im Spinat hat sich – nicht zuletzt durch die Comicfigur des Spinatmatrosen Popeye – so festgesetzt, dass immer noch geglaubt wird, Spinat sei ein hervorragender Eisenlieferant.

Nun enthält Spinat trotz des Analysefehlers tatsächlich relativ viel Eisen, aber dieses Eisen ist für unseren Körper nicht gut verfügbar, wie das Eisen in Pflanzen ganz allgemein. Nur zwischen 1 und 5 % des Eisens werden aus pflanzlichen Lebensmitteln aufgenommen, aus tierischen Produkten dagegen sind es zwischen 5 und 20 %. Die Eisenverfügbarkeit des Eisens aus Pflanzen lässt sich allerdings erheblich steigern, wenn gleichzeitig organische Säuren wie Essigsäure, Zitronensäure (alle Zitrusfrüchte) oder Ascorbinsäure (Vitamin C) aufgenommen werden. Aus diesem Grunde lohnt es sich, zu den Mahlzeiten Lebensmittel oder Getränke zu konsumieren, die diese Säuren enthalten. Den einsamen Rekord hält dabei das Sauerkraut: Das darin enthaltene Eisen wird wegen der ebenfalls enthaltenen Milchsäure zu 80 % vom Körper aufgenommen.

92. Schokolade macht glücklich! Schokolade enthält gewisse Substanzen, die in entsprechenden Konzentrationen das Gehirn und mithin die Stimmung beeinflussen können. Diese Substanzen kommen aber in Schokolade in so geringen Mengen vor, dass auch der Verzehr von vielen Tafeln Schokolade praktisch keinen messbaren

Effekt liefert. Trotzdem berichten viele Menschen, dass sich ihre Stimmung nach dem Verzehr von Schokolade bessert, dass sie glücklich, beruhigt, getröstet oder befriedigt sind. Es sollte dabei nicht vergessen werden, dass Schokolade ein köstliches Aroma und einen süßen Geschmack hat. Schließlich hat Schokolade auch eine emotionale Bedeutung, da sie gewohnheitsgemäß als Belohnung oder Trost gegessen wird. Dann schütten die Gehirnzellen den körpereigenen Botenstoff Dopamin aus, der ein Glücksgefühl auslöst.

Über folgende in Schokolade vorhandene Substanzen, die glücklich machen sollen, wird dennoch weiterhin diskutiert:

Der *Zucker* in der Schokolade ruft eine Ausschüttung von Insulin hervor, das den Transport der essenziellen Aminosäure Tryptophan, der Ausgangssubstanz von Serotonin, in das Gehirn erleichtert. Der Botenstoff *Serotonin* – auch als Glückshormon bezeichnet – kann dann wechselnde Stimmungen, Schwermut und Reizbarkeit vertreiben. Schokolade enthält neben Zucker auch einen erheblichen Anteil an Fett. Und auch Fette können auf die Stimmung aufhellend wirken.

Schokolade enthält, wie Bittermandelöl, in geringen Mengen *Phenylethylamin*, das den körpereigenen Stoffen Dopamin und Adrenalin ähnelt. Diese Substanzen steigern die Pulsfrequenz, erhöhen den Blutdruck und Blutzuckerspiegel, vertreiben die Müdigkeit und können Glücksgefühle hervorrufen.

Ein Abkömmling der Arachidonsäure, das *Anandamid*, wird vom Körper gebildet, kommt aber auch in Schokolade und Haschisch (Cannabis) vor. Obgleich die Mengen sehr gering sind, könnte es möglich sein, dass eine Akkumulation von Anandamid im Gehirn stattfindet und einen rauschähnlichen Zustand auslöst.

Theobromin ist ein Alkaloid aus der Gruppe der Methylxanthine. Es kommt außer in Kakaobohnen auch in Tee vor und hat ähnlich dem Koffein eine anregende und stimulierende Wirkung beispielsweise durch die Erweiterung der Gefäße. Diese dauert etwas länger an, ist aber nicht so ausgeprägt wie bei Koffein.

Das Verlangen nach Schokolade kann neben Genuss und Frustbewältigung auch einfach mit dem Bedürfnis nach einem Energieschub erklärt werden. Aber das wird allen Schokoladenfans zu banal klingen, obwohl gerade dafür wissenschaftliche Ergebnisse vorliegen.

Übrigens: Versuchungen sollte man nachgeben. Wer weiß, ob sie wiederkommen. *(Oscar Wilde)*

93. Bei Eiern und Zucker ist braun gesünder als weiß! Vielleicht liegt es an den großen Nährstoffunterschieden zwischen dunklem Vollkornmehl und Weißmehl, dass die damit jeweils verbundene Farbe auch auf die Qualität von Eiern und Zucker übertragen wird – wissenschaftliche Gründe dafür gibt es nicht.

Eier werden von Hühnern und anderen Vogelarten in den Farben gelegt, die im Erbgut der Tiere fixiert sind. Nur dem Kuckuck gelingt es offensichtlich, dass die eigenen Eier die Farbgebung und Sprenkelung des Geleges der Zieheltern seiner Küken weitestgehend imitieren – aber auch diese Fähigkeit ist genetisch verankert.

Wenn es überhaupt Unterschiede zwischen Eiern gibt, ob nun weiß oder braun, dann sind sie durch das Futter der Tiere und ihre Haltung bedingt. So schmecken Eier aus Bodenhaltung und besonders aus Freilandhaltung anders – allerdings nicht allen Menschen besser. Die meisten Eier werden übrigens von der Nahrungsmittelindustrie verarbeitet und finden sich in Kuchen, Keksen, Nudeln und Fertiggerichten, sodass der Unterschied im Geschmack nur noch beim (gelegentlichen!) Frühstücksei festgestellt werden kann.

Zucker ist im allgemeinen Sprachgebrauch die Saccharose, ein aus Zuckerrohr oder Zuckerrüben isolierter Zweifachzucker, der sich aus Traubenzucker und Fruchtzucker zusammensetzt. Synonyme Bezeichnungen für Zucker sind unter anderem Haushaltszucker, Kristallzucker, Raffinadezucker, weißer Zucker oder raffinierter Zucker. Der Begriff *Rohrzucker* bzw. *Rübenzucker* bezeichnet die Herkunft des Zuckers, das heißt die Pflanze, aus der sie isoliert wurden, nämlich Zuckerrohr bzw. Zuckerrübe.

Davon zu unterscheiden ist der Rohzucker oder *braune Zucker*, der im Verarbeitungsprozess im Vergleich zum raffinierten Zucker lediglich etwas weniger gereinigt wird und deshalb eine braune Farbe aufweist. Er ist nicht *roh* im Sinne von unerhitzt oder unverarbeitet und demzufolge auch nicht gesünder. Da der Markt für braunen Zucker verschwindend klein ist, wird er auch durch nachträgliches Färben von raffiniertem Zucker mit Melasse hergestellt. Obgleich der braune Zucker im Vergleich zu weißem Zucker geringe Mengen an Mineralstoffen (Calcium, Kalium, Eisen, Magnesium) und B-Vitaminen enthält, sind diese Mengen so minimal, dass sie zu vernachlässigen sind.

94. Spinat und Pilze nicht wieder aufwärmen! Der Ratschlag, Spinat und Pilzgerichte nicht wieder aufzuwärmen, ist althergebracht und in der Öffentlichkeit weit bekannt. Er stammt aus einer Zeit, als es noch keine Kühlschränke gab und die Hygienestandards bei der Zubereitung und Lagerung von Lebensmitteln aus heutiger Sicht zu wünschen übrig ließen.

Spinat enthält neben Eisen (→ Frage 91) relativ viel Nitrat, dessen Menge stark durch Sonnenlicht bestimmt wird. So bringt Spinat aus dem Freiland im Sommer deutlich weniger Nitrat mit sich als im Winter aus dem Treibhaus. Wird gekochter Spinat längere Zeit ohne Kühlung aufbewahrt, können Bakterien Nitrat zu Nitrit umwandeln, das sich mit dem Sauerstoff transportierenden Hämoglobin verbinden kann. Der Sauerstofftransport im Blut wird somit behindert. Da Säuglinge noch nicht die entsprechenden Enzyme besitzen, um diese Verbindung zu lösen, kam es früher des Öfteren zu Nitritvergiftungen bei Babys. Die «Giftigkeit» des (aufgewärmten) Spinats galt mithin als bewiesen.

Eine weitere Gefahr durch Nitrit liegt in seiner Eigenschaft, sich mit Aminosäuren zu Nitrosaminen zu verbinden, die als krebserregend gelten. Reste von Spinatgerichten sollten daher kühl aufbewahrt werden.

Pilze enthalten vor allem Eiweiß, Kalium und B-Vitamine sowie etwa 90 % Wasser; somit zählen sie zu den leicht verderblichen Lebensmitteln. Wird das Eiweiß durch Sauerstoffeinfluss und Bakterien zersetzt, können sich giftige Abbauprodukte bilden. Dieser Prozess wird durch Wärme beschleunigt und durch Kälte gedrosselt. Deshalb sollten Reste von Pilzgerichten nicht warm gehalten, sondern im Kühlschrank gelagert und nicht länger als zwei Tage aufbewahrt werden. Vor dem Verzehr sind sie auf mindestens 70 °C zu erhitzen.

95. Cola und Salzstangen helfen bei Durchfall! Bei Durchfällen kann der Körper sehr viel Flüssigkeit verlieren und infolgedessen auch Mineralstoffe. Beides muss in ausreichenden Mengen wieder zugeführt werden, damit es nicht zu einer Austrocknung des Körpers kommt. In welcher Form die Flüssigkeit und die erforderlichen Stoffe (Zucker, Salz und Kalium) zugeführt werden ist dabei weniger entscheidend als eine situationsgerechte Zusammensetzung. Idealerweise wird ausreichend Flüssigkeit mit oder ohne feste Nahrung

zugeführt, die den Mineral- und Flüssigkeitshaushalt wieder normalisiert.

Cola und Salzstangen sind für diesen Zweck nicht besonders gut
geeignet, da sie einen Überschuss an Zucker liefern, der den Durchfall
sogar verschlimmern kann. Zucker und Salz sind zwar erforderlich,
um das Wasser wieder in das Körperinnere zu ziehen. Das Problem
besteht im Mischungsverhältnis von Cola und Salzstangen, das sich
nicht kontrollieren lässt. Bei einer Diätcola fehlt der Zucker komplett. Der einzige Vorteil von Cola-Getränken wäre, dass sie hygienisch einwandfrei sind.

Die zugeführte Flüssigkeit bei Durchfall kann aus Mineralwasser
oder verschiedenen Tees bestehen, denen Zucker und Salz im Verhältnis 1:10 zugegeben werden. Geeignet sind auch Gemüse- und Obst-
säfte, die stark verdünnt werden sollten. Kalium kann mit Bananen
und Aprikosen zugeführt, milchhaltige Nahrungsmittel sollten bei
Durchfall möglichst gemieden werden. Besonders geeignet als
Krankenkost sind geschälte und geriebene Äpfel, gekochter Reis und
gekochte Karotten.

Durchfall kann auch eine physiologische Funktion haben, weil auf
diese Weise bestimmte Krankheitserreger schneller ausgeschieden
werden. Deshalb ist Vorsicht mit starken Medikamenten geboten.

96. Kaffee ist ein Flüssigkeitsräuber! In Österreich wird in Kaf-
feehäusern zum Kaffee ein Glas mit kaltem Leitungswasser serviert,
das zum Kaffee oder danach getrunken wird. Der ursprüngliche
Grund war, dass der Genuss von Kaffee Adeligen vorbehalten war,
und es wäre unschicklich gewesen, den Löffel abzulecken oder auf die
Untertasse zu legen. Dazu diente das Glas Leitungswasser. Aus dieser
Tradition wurde fälschlicherweise abgeleitet, dass Kaffee ein Flüssigkeitsräuber sei.

Nun wurde aber auch nachgewiesen, dass das im Kaffee enthaltene
Koffein einen harntreibenden Effekt besitzt, dessen Stärke von der
Menge des Koffeins und von der Frequenz des Kaffeekonsums abhängt. Bei höheren Koffeinkonzentrationen führt die hohe Koffeinzu-
fuhr neben der Wasserausscheidung auch zu einer vermehrten Mine-
ralstoff- und insbesondere Natriumausscheidung. Bei langfristigem
Kaffeekonsum stellt sich der Körper jedoch auf diesen Effekt ein.

Die Aussage, dass Kaffee ein Flüssigkeitsräuber sei, wurde durch
eine Studie unterstützt, in der Freiwillige, die fünf Tage lang keinen

Kaffee getrunken hatten, am Versuchstag sechs Tassen Kaffee konsumierten. Es erfolgte ein Anstieg des Urinvolumens und der Natriumausscheidung, und die Teilnehmer verloren durchschnittlich 0,7 kg Körpergewicht. Davon abgesehen, dass eine kurzfristige Untersuchung mit wenigen Teilnehmern keine verbindlichen Wahrheiten liefern kann, stellte dieses Ergebnis überhaupt keine Verschlechterung der Flüssigkeitsversorgung des Körpers dar.

Wird Kaffee regelmäßig in konstanter Menge konsumiert, erfolgt keine erhöhte Wasser- oder Natriumausscheidung. Langfristig beeinflusst Kaffee den Flüssigkeitshaushalt allein durch die mit dem Kaffee aufgenommene Wassermenge. Diese Erklärung leuchtet unmittelbar ein, vergleicht man beispielsweise den dünnen amerikanischen Kaffee mit türkischem Mokka. Entscheidend ist die Gesamtbilanz an Flüssigkeit.

Für viele Menschen trägt Kaffee zur täglichen Gesamtwasserzufuhr bei, denn Kaffee wird, wie jedes andere Getränk auch, in die Flüssigkeitsbilanz einbezogen. Gegen den moderaten Konsum von Kaffee ist nichts einzuwenden. Es schadet aber auch nicht, zu einer Tasse Kaffee ein Glas Wasser zu trinken.

97. Bier auf Wein, das lass sein! Die Reihenfolge des Konsums alkoholischer Getränke ist immer wieder Gegenstand von Diskussionen, nicht nur an Stammtischen. Es wird behauptet, dass sie sowohl den erreichten Rausch als auch den folgenden Kater beeinflussen kann. Es kommt aber nicht auf die Reihenfolge, sondern ausschließlich auf die Menge des getrunkenen Alkohols an.

Ein bisschen Wahrheit steckt in diesem Mythos insofern, als die Beschränkung auf eine Alkoholsorte dazu führt, dass im Laufe eines Abends weniger getrunken wird, als wenn man verschiedene Getränke konsumiert. Dies liegt einfach daran, dass das Verlangen, ein bestimmtes Getränk zu bechern, nach einer gewissen Menge nachlässt; denn es wird nicht des Durstes, sondern des Geschmacks wegen getrunken. Wird zu einem anderen Getränk gewechselt, bewirkt der neue Geschmack, dass wieder mehr getrunken wird. Dadurch erhöht sich die Alkoholaufnahme insgesamt, sodass nicht nur der Rausch, sondern auch der Kater ausgeprägter sein wird.

Ein weiterer Trinkspruch lautet: «Wein auf Bier, das rat ich dir». Erklärt wird diese Empfehlung mit der geringeren Menge Alkohol bezogen auf die Flüssigkeitsmenge im Bier, wodurch der nachfolgend getrunkene Alkohol im Wein verdünnt werden soll. Bier wäre demnach für Wein eine bessere Grundlage – und Wein vermutlich für Schnaps. Bewiesen ist dieser Zusammenhang aber nicht. Letztlich bleibt die aufgenommene Alkoholmenge ausschlaggebend.

Übrigens: Wir irren allesamt, nur jeder irrt anders. *(Georg Christoph Lichtenberg)*

98. (Kräuter-)Schnaps hilft bei der Verdauung! Alkoholgenuss ist uralt und gehört in unserer Kultur zum gesellschaftlichen Leben, mit unterschiedlichen Wirkungen. Für das Herz eines gesunden Erwachsenen ist ein Glas an alkoholischen Getränken pro Tag günstig, für die Vermeidung von Krebs sollte überhaupt kein Tropfen Alkohol getrunken werden.

Viele Menschen trinken nach einer reichhaltigen Mahlzeit den sogenannten Verdauungsschnaps, der das Völlegefühl beseitigen soll. Zum einen wird vermutet, dass sich dadurch der Magen schneller entleert. Ein zweiter Grund für den Schnaps danach ist der Glaube, dass Alkohol, besonders nach einem fetten Essen, die Verdauung von Fett unterstützt. Beide Annahmen können wissenschaftlich aber nicht bestätigt werden.

Im Gegenteil, es zeigt sich, dass Alkohol vor oder während des Essens die Magenentleerung sogar verlangsamt. Auch das Völlegefühl wird durch den Schnaps nicht geringer, jedenfalls nicht mehr als durch die gleiche Menge Wasser. Des Weiteren hemmt Alkohol sogar die Aufnahme von Nährstoffen aus dem Verdauungstrakt. Alkohol wird vom Körper bevorzugt in Fett umgewandelt, sodass der Bierbauch eine typische Folge des Alkoholkonsums sein kann.

Möglicherweise sind es die Kräuter im Kräuterschnaps, die bei der Verdauung helfen. Da der Einsatz von bitteren Kräutern und Gewürzen in der modernen Küche heute eher selten ist, kann ein Kräuterschnaps diesen Verlust möglicherweise teilweise ersetzen. Gerade Bitterstoffe sind dafür bekannt, dass sie die Leber in ihrer Aufgabe unterstützen. Um die Vorteile bitterer Kräuter genießen zu können, muss aber nicht zwingend die Kombination mit Alkohol gewählt werden. Ein guter Kräutertee (z. B. Hopfen, Beifuß, Wermut) kann diesen Dienst auch leisten.

Merke: Der beste Verdauungsschnaps ist ein Spaziergang.

99. Wasser trinken nach dem Verzehr von Kirschen ist gefährlich!
Einst wurden Kinder ernstlich davor gewarnt, nach dem Genuss von Kirschen Wasser zu trinken, weil dann der Bauch platze. Diese Mahnung war früher, beispielsweise in Kriegs- und Nachkriegszeiten, sicher nicht ganz falsch, denn das Trinkwasser war nicht immer hygienisch einwandfrei. Keime im Wasser zusammen mit Bakterien und Hefen auf den Kirschen können den Zucker der Kirschen zu Alkohol und Kohlendioxid vergären, was dann möglicherweise zu Bauchschmerzen und Durchfall führt. Die Warnung der Älteren hatte daher eine konkrete Basis, die auf Erfahrung beruhte.

Heute ist das Trinkwasser bei uns so gut kontrolliert, dass diese Probleme nicht entstehen.

Außerdem ist es heute selten, dass Kinder in einen Kirschbaum klettern und sich an Kirschen satt essen, wie es die ältere Generation aus der Kriegs- und Nachkriegszeit kennt.

Am Rande soll erwähnt werden, warum das frühere Problem nur mit Kirschen und anderem Steinobst eintrat und beispielsweise nicht mit Äpfeln: Je kleiner die Oberfläche im Verhältnis zum Gesamtgewicht, desto geringer ist die Menge an Bakterien und Hefen, die zugeführt werden, und desto geringer auch die Gefahr einer Vergärung. (Ein Apfel von 200 g hat eine deutlich kleinere Oberfläche als 200 g Kirschen.)

Außerdem enthalten Äpfel weniger Fruchtzucker als Kirschen und anderes reifes Steinobst. Der Fruchtzucker der Kirschen kann zum Durchfall beitragen.

100. Diäten machen schlank! Seitdem Übergewicht weltweit rasant zunimmt und auch immer mehr Kinder zu viele Kilos mit sich herumschleppen, ist Abnehmen ein Dauerthema geworden. Es gibt kaum noch Menschen, die noch nie eine Diät ausprobiert haben. Viele sind ständig auf Diät, fast alle ohne dauerhaften Erfolg. So ist es nicht verwunderlich, dass sich das Thema zu einem Dauerbrenner in den Medien entwickelt hat, nicht nur nach Festtagen oder vor der Badesaison. Gleichzeitig hat sich ein riesiger Markt in diesem Sektor etabliert: Das Geschäft mit Schlankheitsmitteln aller Art boomt, aber das Übergewicht nimmt weiterhin zu. Dieser Widerspruch belegt, dass Diäten nicht schlank machen. Im Gegenteil: Es gibt immer mehr Anzeichen dafür, dass Diäten langfristig krank machen.

Es fängt mit Enttäuschungen an, denn der Körper ist nach einer Diät auf Sparflamme programmiert, sodass eine Rückkehr zum normalen Essen und Trinken zu einer Körpergewichtszunahme führen muss. Diese Situation verstärkt sich bei kurzfristigen starken Gewichtverlusten, weil dabei auch Muskelmasse abgebaut wird. Muskeln verbrauchen aber mehr Energie als andere Gewebe, und wenn die Muskelmasse abnimmt, verringert sich auch der Energiebedarf. Zur Enttäuschung gesellt sich ein angeschlagenes Selbstbewusstsein, die Psyche leidet.

Obgleich die Gewichtsreduktion bestimmte Risikofaktoren verbessert (Blutdruck, Cholesterinwerte, Blutzucker), ergeben sich neben dem Jo-Jo-Effekt (→ Frage 64) eine Reihe von Problemen bei wiederholter oder dauerhafter Diät. Mit der reduzierten und meist einseitigen Lebensmittelzufuhr werden auch geringere Mengen an Vitaminen und Mineralstoffen aufgenommen. Dadurch kommt es bei lang andauernden Diäten zu einer Unterversorgung mit Nährstoffen, zur Schwächung des Immunsystems und zu Risiken für Osteoporose und Gallensteinbildung, besonders bei extremen Diäten mit schnellen Gewichtsverlusten.

Eine nachhaltige Körpergewichtreduktion lässt sich nur mit einer dauerhaften Umstellung der Essgewohnheiten erreichen. Denn langfristig gesehen herrschen die Emotionen über den Verstand. Nur was emotional befriedigt, gelingt auch. Deswegen sind diejenigen Programme relativ erfolgreich, die sozial-emotional stabilisieren. Es bedeutet, dass auch das soziale Umfeld die Ernährungsumstellung mittragen muss und diese Veränderungen mit positiven Gefühlen gekoppelt sein sollten. Dieses Vorgehen ist nicht einfach und dauert relativ lange, ist aber erfolgreicher als jede Diät.

Es bleibt also der mühsame, aber lohnende Weg, mit einer knapp bemessenen, vollwertigen Kost in Verbindung mit ausreichender körperlicher Aktivität sein Gewicht allmählich zu reduzieren und zu stabilisieren. Wichtig ist, dass dabei gelernt wird, wie eine vollwertige Kost beschaffen sein sollte, die alltagstauglich und nachhaltig ist. Dieser Lerneffekt ist bei Diäten selten gegeben und ein weiterer wichtiger Grund für ihr Scheitern.

101. Käse schließt den Magen! In südlichen Ländern ist es Tradition und hierzulande inzwischen nicht unüblich, als letzten Speisegang eine Käseplatte zu servieren. Diese Tradition geht auf den römischen Schriftsteller Plinius den Älteren (23–79) zurück, der das Sprichwort angeblich geprägt hat. Eine der üblichen Erklärungen für diesen Brauch liegt im Fettgehalt des Käses, der dafür sorgen soll, dass keiner hungrig vom Tisch aufsteht. Dieser Sättigungseffekt lässt sich allerdings auch mit süßen Nachspeisen erreichen, wie sie in der deutschen Küche üblich sind.

Die Käse-Sättigung lässt sich wissenschaftlich erklären: Die im Käse enthaltenen Fettsäuren bewirken nach ihrer Freisetzung im Magen die Ausschüttung bestimmter Botenstoffe, die die Magen-kontraktionen drosseln, sodass sich ein Völlegefühl einstellt und der Mageneingang geschlossen wird. Diese Vorgänge signalisieren dem Gehirn über bestimmte Nerven ein Sättigungsgefühl, dass die Essens-aufnahme beendet werden kann.

Aber auch diese Erklärung findet keine Zustimmung unter den Experten, sodass sich dieser Spruch als «Käse», das heißt als Irrtum, erweist.

Trotzdem kann es sinnvoll sein, eine Mahlzeit mit etwas Käse abzuschließen, denn die während der Mahlzeit mit säurehaltigen Lebensmitteln aus den Zähnen gelösten Mineralstoffe Calcium und Phosphor sind im Käse enthalten und dienen der Remineralisierung der Zähne. Hartkäse ist besonders geeignet für diesen Zweck, da er gekaut werden muss, somit die Bildung von Speichel anregt, der die Säure verdünnt und die Mineralstoffe mit den Zähnen in Verbindung bringt.

Merke: Vieles ist bekannt, leider in verschiedenen Köpfen. *(Werner Kollath)*

Literatur

Belitz, H.D., Grosch, W., Schieberle, P.: Lehrbuch der Lebensmittelchemie, Springer, Berlin, 6. Auflage 2008.

Biesalski, H.-K., Bischoff, C., Puchstein, C. (Hrsg.): Ernährungsmedizin, Thieme, Stuttgart, 4. Auflage 2010.

DGE (Deutsche Gesellschaft für Ernährung) (Hrsg.): Ernährungsbericht 2008, DGE, Frankfurt/Main, 2008.

Elmadfa, I., Aign, W., Muskat, E., Fritzsche, D.: Die große Nährwert-Kalorien-Tabelle, Gräfe und Unzer, München 2009.

Elmadfa, I., Leitzmann, C.: Ernährung des Menschen, Ulmer, Stuttgart, 4. Auflage 2004.

Kasper, H.: Ernährungsmedizin und Diätetik, Urban & Fischer, München, 11. Auflage 2010.

Koerber, K.v., Männle, T., Leitzmann, C.: Vollwert-Ernährung, Haug, Stuttgart, 10. Auflage 2004.

Leitzmann, C., Keller, M.: Vegetarische Ernährung, Ulmer, Stuttgart, 2. Auflage 2010.

Leitzmann, C.: Vegetarismus. Grundlagen, Vorteile, Risiken, C. H. Beck, München, 3. Auflage 2009.

Leitzmann, C., Keller, M., Hahn, A.: Alternative Kostformen, Hippokrates, Stuttgart, 2. Auflage 2005.

Leitzmann, C., Müller, C., Michel, P., Brehme, U., u.a.: Ernährung in Prävention und Therapie, Hippokrates, Stuttgart, 3. Auflage 2009.

Leitzmann, C., Million, H.: Vollwertküche für Genießer, Bassermann, München, 7. Auflage 2003.

Schug, W.: Die Dritte Welternährungskrise, Bouvier, Bonn 2008.

Watzl, B., Leitzmann, C.: Bioaktive Substanzen in Lebensmitteln, Hippokrates, Stuttgart, 3. Auflage 2005.

Aus dem Verlagsprogramm

Die 101 wichtigsten Fragen

Verlag C. H. Beck München

Die 101 wichtigsten Fragen

Johann Hinrich Claussen
Die 101 wichtigsten Fragen – Christentum
3. Auflage. 2007. 150 Seiten mit 12 Abbildungen. Paperback
Beck'sche Reihe Band 1676

Stefan Rebenich
Die 101 wichtigsten Fragen – Antike
2., durchgesehene Auflage. 2008. 160 Seiten mit 12 Abbildungen
und 2 Karten. Paperback
Beck'sche Reihe Band 1689

Wolfgang Benz
Die 101 wichtigsten Fragen – Das Dritte Reich
2. Auflage. 2007. 144 Seiten. Paperback
Beck'sche Reihe Band 1701

Christof Mauch
Die 101 wichtigsten Fragen – Amerikanische Geschichte
2008. 176 Seiten. Paperback
Beck'sche Reihe Band 1772

Hans van Ess
Die 101 wichtigsten Fragen – China
2008. 160 Seiten mit 8 Abbildungen und 1 Karte. Paperback
Beck'sche Reihe Band 1799

Herwig Wolfram
Die 101 wichtigsten Fragen – Germanen
2008. 160 Seiten mit 41 Abbildungen. Paperback
Beck'sche Reihe Band 1867

Verlag C. H. Beck München

Die 101 wichtigsten Fragen

Claudia Märtl
Die 101 wichtigsten Fragen – Mittelalter
3. Auflage. 2009. 159 Seiten mit 20 Abbildungen. Paperback
Beck'sche Reihe Band 7002

Ursula Spuler-Stegemann
Die 101 wichtigsten Fragen – Islam
2., durchgesehene Auflage. 2009. 149 Seiten. Paperback
Beck'sche Reihe Band 7005

Edgar Wolfrum
Die 101 wichtigsten Fragen – Bundesrepublik Deutschland
2009. 152 Seiten. Paperback
Beck'sche Reihe Band 7018

Ilko-Sascha Kowalczuk
Die 101 wichtigsten Fragen – DDR
2009. 159 Seiten. Paperback
Beck'sche Reihe Band 7020

Gero von Wilpert
Die 101 wichtigsten Fragen – Schiller
2009. 158 Seiten mit 11 Abbildungen. Paperback
Beck'sche Reihe Band 7017

Gero von Wilpert
Die 101 wichtigsten Fragen – Goethe
2007. 166 Seiten mit 11 Abbildungen. Paperback
Beck'sche Reihe Band 1754

Verlag C. H. Beck München